BioGimnasia y Energía

Programa interactivo para el **bienestar del adulto mayor**

Blanca Rosa Remior

Primera Edición

Categoría:
Crecimiento personal
Cuidado y bienestar del adulto mayor

Colaboradores:
Servicio de autopublicación ACE – ACCA

ISBN: 9798552362967
Imprint: Independently published

Instagram: blanca_rosa_remior | Facebook: Blanca Rosa Remior
LinkedIn: Blanca Rosa Remior | Web: remiorwellnessinstitute.com
Correo: remiorwi@gmail.com

DEDICATORIA

A mi abuela Rosita por las enseñanzas y la paciencia que me inculcó profundamente con tanto amor. Además, por hacerme ver la vida desde la versión positiva con fe infinita en Dios y en la presencia del maestro Jesús.

ÍNDICE

AGRADECIMIENTOS

Gracias a Dios por la Vida.

Gracias a mi familia por todas las bendiciones que cada uno representa en mi día a día.

Gracias a mami y papi por confiar en este plan de acción para el bienestar y demostrarse a ellos mismos, que estar abiertos a nuevos pensamientos permite mejorar hábitos y ahora poder disfrutar de mejor calidad de vida en la década de los 80.

Agradezco a todas esas personas de la *Tercera Edad* que participan en *BioGimnasia y Energía* cada semana desde el 2012 con todo el entusiasmo de seguir activos y saludables.

Gracias a cada una de las personas que confiando en el programa eligieron adaptarse a las nuevas modalidades para continuar participando de las actividades en tiempos de la pandemia COVID-19 y les agradezco el apoyo emocional y espiritual que como equipo se dieron uno a los otros.

Gracias a la Academia de Coaching y Capacitación Americana ACCA y a cada Mentor y Coach por las enseñanzas y la oportunidad de crecimiento personal y profesional, además de referirme al equipo de edición y publicación ACE.

Gracias a Dayana Del Valle por apoyar y validar esta parte de mi sueño y espero juntas lograr el mejor resultado para el beneficio de todas las personas que Dios disponga que llegue esta información.

PRÓLOGO

En el año 2008 comenzó a despertarse mi interés por un mensaje repetitivo que escuchaba al terminar cada sesión de hipnoterapia, cuando el cliente me decía: "¡Gracias, bendiciones, salud! Qué Dios la acompañe para que siga ayudando a muchas personas". Una y otra vez escuchaba esto. En aquel momento además apoyaba a profesionales de la salud cercanos que solicitaban mi ayuda, incluso referían a amigos y familiares.

Un día me di cuenta de que atendía a personas desde los 7 años hasta adultos de edades avanzadas. Estaba comenzando apenas, llevaba 2 años de experiencia en esta práctica, sin embargo, el flujo de personas que atendía me parecía curioso, en todos los casos por referencia.

Claro, era evidente que estaba, por un lado, recibiendo la energía que por Ley de la correspondencia había dado al universo con autoconocimiento y deseos de apoyar a otros y, por otro, llegaba el momento de acumular experiencia para dar más adelante en el camino.

Anteriormente había pasado 25 años de práctica continua en la docencia, donde adquirí habilidades en metodología de la enseñanza con la pedagogía. Esto comenzaba a ser muy útil en esta nueva profesión, aportando un sentido interactivo a las sesiones. Enseñaba técnicas de relajación y auto hipnosis y a la vez motivaba en la persona su focalización para realizar acciones de acuerdo con la situación que deseaba resolver. Todo ocurría sin saber que estaba caminando por terrenos de un proceso de coaching. Utilizaba herramientas didácticas para ejemplificar, guiar y, sobre todo, motivar el aprendizaje con el que la persona se responsabilizaba para seguir sus metas y resolver su problema, alcanzando resultados y cambios de hábitos o adquiriendo otros deseados.

Hoy creo que desde hace mucho tiempo soy un coach. En las sesiones aplico todo un proceso de apoyo y acompañamiento al cliente para su propia desprogramación de creencias limitantes y la auto-programación de nuevos hábitos que le generen cambios favorables, optimizando el tiempo, los recursos económicos y, sobre todo, descubriendo su potencial para que logre resultados positivos de acuerdo con el bienestar que busca.

Mi vida personal era el espejo porque me sentía en un movimiento continuo, gestionándome emocionalmente; estaba viviendo mi periodo de adaptación a la vida de emigrante. Aprendiendo todo un mundo de cosas, sentía gran añoranza por mis padres, los extrañaba. Llevaba casi 3 años sin verlos y cada vez que recibía noticias de ellos me decían que lloraban mucho por la separación, mientras yo sentía mucho pesar, culpa y un gran sentimiento de pérdida. Por otro lado, mi hija también sufría la separación. Mi esposo perdió a su padre cuando apenas teníamos 3 meses de haber llegado a los Estados Unidos. Eran momentos difíciles emocionalmente. Una razón para mantener el enfoque y la visión de apoyo del uno al otro, recordando que nos hizo llegar aquí y que deseos de bienestar queríamos en nuestras vidas. Con mucho empeño los tres fuimos capaces. Siempre digo de esta forma: lloramos por un ojo y por el otro cada uno se enfocaba en su meta más inmediata.

En el 2009 la crisis económica del país hizo que muchos fueran afectados. Mi esposo se quedó sin empleo y aprovechó la oportunidad para comenzar estudios profesionales que lo ayudaron a mejorar las oportunidades laborales y de salario. Nuestra hija se graduaba de High School con honores y comenzaban a llegar las oportunidades para su carrera universitaria. Decidí, en paralelo a mi empleo, continuar estudios y seguir soñando con lo que me gustaba hacer.

Un día en mi oficina comencé a pensar: ¿y si hago todo esto que sé hacer y que realmente me apasiona para ayudar a otras personas a sentirse mejor, lo hago en grupos? Empecé dando talleres de manejo del estrés, ejercicios de auto-relajación a la orilla del mar, talleres para elevar la autoestima, talleres de autohipnosis para liberar el estrés a profesionales y estudiantes de escuelas vocacionales de salud y belleza. Esto me gustaba. Sin embargo, quería más.

Una tarde de verano de 2009, en un ambiente de relajación que acostumbrábamos a buscar mi esposo y yo, sentados frente a un hermoso paisaje adornado por un lago en un parque en Bird Road en el SW de Miami, surgió un pensamiento desde el corazón y dije en voz alta: "Ya sé qué quiero hacer. ¿Qué te parece si traigo personas mayores a realizar actividades al aire libre aquí y a otros lugares parecidos?". Mi esposo, que como yo había vivido la experiencia de motivar a nuestros padres y abuelos a este tipo de paseos, me dio su apoyo e ideas. Me comentó: "Aquí hemos visto que las personas mayores están mucho tiempo solas, sin socializar o siempre en el aire acondicionado sin la luz del sol".

Ahí quedé "embarazada" de este proyecto que amo. Comencé a investigar la demanda, la necesidad que pudiera satisfacer este servicio. ¿Cómo lo haría? La primera sorpresa que validó mi realidad fue conocer el llamado a los profesionales de la salud de la OMS y la OPS para la atención en los programas de Promoción y Prevención para la Salud y el Bienestar de la Tercera Edad. Debido a que esta población había comenzado a crecer y estadísticamente los censos indicaban que seguiría en aumento hasta el 2050.

Esta noticia fue una oportunidad que trabajé y estudié de manera constante. La idea se hizo cada vez más real, así como mi deseo de dar lo mejor, me motivé a entrar al mundo del masaje terapéutico y neuromuscular, tener los conocimientos certificados por el Departamento de Salud era muy importante para este proyecto.

En 2011 llegó la segunda parte, luego de exponer la idea y mi auto-preparación a colegas y amigos doctores, terapistas y enfermeros y sentirme aprobada y lista. Sabía que existía la necesidad, ahora el próximo sueño era definir qué puerta iba a tocar: tenía que ir a tocar y fui.

Aprendí mucho en ese tiempo, sobre todo lo que se siente cuando te hacen pasar, te escuchan, te felicitan y nunca más te llaman o, te llaman, vas y ofreces el servicio de prueba, te aplauden y no te pagan ni te vuelven a llamar. También escuche decir: "Ves todas esas personas, si las conquistas y les gusta lo que haces, te contratamos".

Hoy soy consciente de que los dichos populares son la sabiduría humana sin envoltura. Mi abuela materna que todos conocían cariñosamente como Cuca, una mujer valiente que sigo admirando porque me dejo un legado muy especial y tan parecido a ella, que es mi madre. Ella tuvo 12 hijos y crio una sobrina huérfana, dedicó gran parte de su vida a la gestación y crianza con pocos recursos económicos, sin embargo, es la persona de mejor sentido del humor que he conocido y digo **es** porque es tan querida que su recuerdo vive en toda su familia y amigos a través de la risa y cuentos e historias cómicas que nos hacia para contar su pobreza material. De ella aprendí la frase "El que persevera en algo triunfa ya sea para el bien o el mal" y decía no te preocupes que tanto va el cántaro a la fuente hasta que se rompe". Hoy la entiendo mejor que cuando la oía decirlo.

Cuando un día oí la frase de que "los goles se hacen, no se merecen," me dije ¡claro! Toda la energía que le das a lo que quieres tiene que lograr un resultado, porque se va acumulando como el crédito en una cuenta de banco. Una manera real de tener un sí, muchos sabemos que viene después de escuchar algunos no. Creer en mí y en lo que hago fue en su momento un gran reto. En el 2006 cuando comencé este proceso de crecimiento personal de manera más consciente hablando de la evolución de la consciencia, metafísica, la Ley de atracción, el mentalismo, leyes del funcionamiento de la mente, entre otros, eran temas raros hasta para mi propia familia, sin embargo, poco a poco se convirtió en mi pensamiento, mi palabra y mi comportamiento, como educaba y como asimilaba el aprendizaje. Todo ello me permitió acumular suficiente energía para que Dios, en su debido tiempo me pusiera en el lugar y con el mensajero que recogería la información.

Me encontré en diciembre de 2011, en una fiesta de sagüeros, con un amigo de la adolescencia que no veía hacia 30 años. Se conoce como Sagüeros a las personas que nacieron en Sagua La Grande. Villa Clara, Cuba. Mi amigo, de nombre Juan Carlos, me preguntó en qué trabajaba y le comenté de mi proyecto y que ahora estaba en la fase de "quién quería mi servicio".

Con pocas palabras, y con toda confianza, me dijo: "Te conozco y quiero que me des toda la información, que yo voy a ser tu referencia para presentarte en la compañía médica en la cual trabajo". Esa noche de inmensa gratitud fue el comienzo de entrevistas que hicieron posible mi sueño. Dos meses después, el 21 de febrero de 2012, fue la presentación, por primera vez, del Plan de Acción para el Adulto Mayor en aquella misma calle, a 7 bloques, a las 9:30 am; llegaron 3 buses con aquellos adultos mayores que habían salido de mi sueño para estar, en aquella soleada mañana, realizando actividad física, recreativa y educativa con gozo y que desde entonces conocen con el nombre de *BioGimnasia y Energía*.

BioGimnasia y Energía tiene el objetivo, desde su inicio, de promover el disfrute del ciclo de la vida. Esta etapa es una oportunidad para hacer más y vivir con calidad y satisfacción de ser longevo.

Durante 8 años, cada semana, participan personas que se iniciaron ese día. Los testimonios y resultados saludables han sido la referencia que esta prestigiosa compañía ha tenido en cuenta para renovar cada año el contrato.

El logro más valioso del programa de *BioGimnasia y Energía* es poder mantener su plan de acción activa en tiempos de pandemia COVID-19. Hemos podido apoyar la tranquilidad, la seguridad, las medidas preventivas manteniendo un hábito creado por años de comunicación positiva, confiabilidad, respeto, utilizando las redes sociales con sus participantes activos. Estamos presentes desde el mismo día en que se decretó el aislamiento social. Una linda y compasiva misión de mantener un hábito logrado con el enfoque en la socialización guiada por años. Esto ha permitido tener apoyo con el uso de tutoriales para que las personas aprendan a utilizar las video llamadas, mensajes, biografías, reciban acompañamiento que les permita disminuir los síntomas de depresión, ansiedad y mantener las mentes activas con pensamientos positivos y fe.

Hemos motivado a la creatividad y hemos descubierto un mundo de expresiones en el potencial de muchas personas con dones que hasta ahora estuvieron reprimidos y que el mejor y más productivo recuerdo de la cuarentena ha sido utilizar la crisis en vez de que esta nos afecte.

Sé que *BioGimnasia y Energía* es una respuesta de resiliencia. Viví el proceso de adaptación personal y profesional del que migra y tiene que elegir si acepta o no el cambio. Yo supe desde el primer día que decidir hacer lo que me gustaba no era imposible, por otra parte siempre he tenido una manera de gestionar mis emociones, he aprendido a activar mi paz interior para poder pensar con claridad y eso hice en ese momento y sintiendo que aprovechaba la oportunidad que tenia de haber venido a los Estados Unidos compense de alguna manera mi dolor y el de mis padres, hermanos, sobrinos y amigos por la separación y por otra parte me fortalecí con el efecto de la gratitud que recibía al servir a otras personas. Ahora el plan de acción *BioGimnasia y Energía* asumió la responsabilidad del cambio y se reinicio, en un nuevo estilo de servicio interactivo que marco la pandemia y el aislamiento social al cual nos hemos enfrentado y adaptado con éxito y volvemos a tener una experiencia de resiliencia.

Imagino la resiliencia de hoy como un estiramiento forzoso para y de crecimiento personal, porque nos estamos reinventando para desconectarnos de la energía de la crisis. Al mismo tiempo queremos evitar el miedo a morir o a perder, que se nos ha transmitido de manera sugestiva por las vivencias mundiales.

Sabemos que la salud de la mente conserva la salud del cuerpo, que las actitudes de autosuficiencia, autoeficacia y auto merecimiento son proporcionales a nuestro nivel de inteligencia emocional.

Este libro está inspirado en el deseo de hacer más con lo que pienso que soy y que puedo dar, porque lo que hago es buscar mi propio bienestar. Quiero ser y sentirme mejor persona en el mundo que creo y vivo.

Cuando decidí certificarme como coach sentía una necesidad

importante de cambios desde mi ser personal para matizar y refrescar mi ser profesional.

Ser y sentirme aceptada desde mis creencias como coach profesional me permite orientar mi brújula a la intención espiritual de excelencia. Las técnicas y herramientas aprendidas en el camino del autoconocimiento profesional y personal ahora se renovaron y han adquirido más valor. Ahora estoy más clara del plan de Dios para conmigo. Reconozco que el coaching es la pieza esencial que me faltaba para completar mi caja de herramientas y ponerla a disposición del cliente según sus necesidades de aprendizaje y cambio.

Me entregué al plan de acción de Dios y trato de estar atenta para confiar mis palabras y acciones desde mi corazón en el maestro Jesús. El resultado es mi sueño hecho realidad. Mi creencia creada. Mi proyecto perseverante. Mi plan llevado día a día a la acción en la *BioGimnasia y Energía*. Y lo mejor: somos uno con Dios. Él se encarga de poner los mensajes, nosotros elegimos qué hacer. Eso sí, Él respeta el libre albedrio, sin embargo, si lo ponemos al tanto de lo que queremos y le dejamos en sus manos el timón, nos irá dando paso a paso las personas, eventos, recursos, oportunidades, logros y todo se nos iluminará porque esa es la promesa.

Gracias.

INTRODUCCIÓN

La *BioGimnasia y Energía* es el nombre con el que quisimos identificar un plan de actividades para ofrecer un servicio profesional enfocado en el bienestar del adulto mayor.

Distinguido por sus metas, este plan se orienta con tres estrategias de acción: educativa, terapéutica y recreativa.

Ocurren de manera independiente de acuerdo a su programación. Sin embargo, lo novedoso y favorable para quienes lo reciben es que pueden ocurrir de manera interactiva.

El objetivo principal de este plan de actividades es promocionar el bienestar integral para las personas de la tercera edad. Es decir, proporcionar una guía que permita a los adultos mayores de 60 años ser conscientes y preguntarse cuáles son las oportunidades actuales y qué más pueden hacer.

Detenerse en el ritmo de la vida no es la mejor opción. Si es cierto que cambian las responsabilidades, podemos adquirir otras ahora que nos motiven a ocuparnos de nuestra recreación y tareas pendientes de agrado, a las que en otras etapas no pudimos dedicar tiempo.

Las programaciones adquiridas y transmitidas en generaciones son generalmente las que limitan la creatividad en las personas de la tercera edad.

Contar con familiares y amigos que nos motiven y nos propongan sentirnos mejor, haciendo algo saludable y diferente, es poco probable porque la mayoría de las personas que nos rodean también están ocupados con sus propias necesidades y responsabilidades.

La realidad nos ha demostrado que simplemente es así. Por ello cada persona puede y tiene que asumir la responsabilidad de su bienestar. En el plan de acción de *BioGimnasia y Energía* aplicamos el coaching en tres herramientas.

1. La actividad física en contacto con la naturaleza para liberar el estrés. La práctica de la respiración consciente.

2. Socialización guiada para mantener una comunicación positiva diaria. Educar el pensamiento optimista.

3. Los rituales. Organizar acciones sistemáticas que despierten el interés por los dones ocultos como la música, artes plásticas, el baile, la interpretación, la composición, la lectura, la poesía, el arte de nutrirnos verde (alimentos de origen natural), la familia, dar y recibir.

Estas herramientas, utilizadas para llevar información preventiva para el cuidado de la salud física, mental y emocional, crean en los participantes una conexión espiritual que los mantiene activos y atentos a todos los recursos para formar nuevos hábitos y poderlos practicar en el quehacer cotidiano.

Proponer diversidad de opciones eficientes para disfrutar y vivir el envejecimiento normal de manera activa, creativa y saludable. Asimismo, ya vemos como la *BioGimnasia y Energía* es un plan de acción para el coaching.

Las actividades educativas proponen a las personas de la tercera edad temas de resiliencia para la reflexión, introspección, creatividad y crecimiento personal, propiciando el despertar de la consciencia de bienestar desde la autogestión y transformación personal de las debilidades en fortalezas y oportunidades, utilizando las preguntas de indagación que crea el dialogo interior.

¿Qué haces cuando enfrentas una situación de dolor?

¿Qué piensas de esta frase: "ser tu propio observador"?

En esta clase introducimos la práctica de la visualización creativa, imaginación guiada, relajación progresiva y respiración consciente, utilizando varios pasos en cada caso.

La meta es motivar el autoconocimiento para reconocer sus creencias de aceptación, de merecimiento, de capacidades y propiciar la reprogramación y la programación de nuevos hábitos y actitudes deseadas para sentirse bien, reducir los miedos a la vejez y gozar de pensamientos y energía positiva.

Vivir en una realidad más amplia, liberando creencias heredadas y pensamientos elegidos en un momento pero que ya caducaron. En este proceso los participantes deben lograr tres metas básicas, tanto en la acción educativa preventiva como en la intervención terapéutica recreativa:

1. La persona que participa va a lograr sentir bienestar.

2. Reducir los miedos a la vejez, aceptando y reconociendo que esta etapa ofrece además otras oportunidades.

3. Ganancia de energía. Es decir, despertar el pensamiento positivo, ejercitando la creatividad y pensando en resultados.

Este plan de acción pone a disposición de esta población una serie de propuestas que han sido llevadas a la práctica desde el 2012 hasta el presente, con efectos de satisfacción y la participación durante 8 años de un grupo de personas en tres Centros de Bienestar en la ciudad de Miami.

El plan de acción *BioGimnasia y Energía* se apoya en la evaluación médica profesional, no sustituimos diagnósticos, ni emitimos ningún tratamiento psicológico, ni físico.

Es parte del protocolo conocer las características individuales del cliente y su evaluación física y mental, dada por los criterios de sus profesionales médicos. Además, reconocer las áreas en que, por inactividad el adulto de la tercera edad puede perder las capacidades de independencia. Las áreas de salud mental y salud física son diagnosticadas y los tratamientos son emitidos por sus especialistas médicos respetando al cien por ciento sus criterios.

Entrenamos y motivamos la salud y el bienestar como profesionales acreditados, y apoyamos la responsabilidad que cada persona tiene con sus propios cambios y progresos.

El coaching, acompañado de especialidades como la hipnosis clínica y el masaje terapéutico, agiliza los resultados satisfactorios de las acciones terapéuticas propuestas.

Otra herramienta que fomenta la eficacia es el Eneagrama de Vida porque activa la dinámica de la introspección. Le sirve de guía al cliente para estar atento en sí mismo y eliminar muchas de las objeciones que lo separa del verdadero deseo de bienestar.

Podemos combinar el coaching con las técnicas de autorrelajación y autosugestión positiva y la experiencia con la intervención de la hipnoterapia clínica para facilitar la alta concentración de la mente. La persona, cuando tiene definidos y claros los hábitos que desea cambiar, comienza un proceso consciente de desprogramación y de reprogramación con la formación de nuevos hábitos de pensamiento; esto se logra cuando accede de manera voluntaria, segura y relajada a su subconsciente. Este proceso depende de cada individuo, sin embargo, agiliza los resultados deseados en el cliente.

La *BioGimnasia y Energía* aplica los principios básicos de la programación neurolingüística con el seguimiento semanal, ejercitando la repetición, el posicionamiento de modelos de vida y bienestar condicionado por nuevos hábitos.

Durante una década hemos visto resultados satisfactorios de cientos de personas. Todo ello y más nos motiva a poner a disposición esta guía para hacer consciencia de que siempre podemos ampliar la perspectiva que tenemos en cualquier tema de la vida, y con este trabajo he vivido la amplitud que hay en el interior de cada uno y que lo que necesitamos es quien nos ilumine y nos mueva la posición.

Esta guía puede ser interpretada por todos y de la manera en que nuestro lente busque su utilidad.

Soy consciente que la transformación personal que he visto en otros la he ido viviendo en mi interior porque todos deseamos estar bien. Aprendí que se requiere de un plan de acción orientado y organizado con una intención mantenida que nos permita recordar lo que queremos. *La BioGimnasia y Energía* se enfoca para ello en variadas actividades y atento a tres puntos importantes:

1. Sentir bienestar en la etapa de envejecimiento
2. Reducir miedos a la vejez
3. Ganar energía para disfrutar la vida ahora

El coaching aporta, apoya y empodera a la *BioGimnasia y Energía*, están en el mismo camino y en la misma dirección, movilizando y estirando a un ser para que se sienta mejor de acuerdo con su percepción del bienestar.

Este libro tiene el propósito de llegar a las personas que de alguna u otra manera tienen interés de saber cómo vivir la tercera edad, la vejez o, lo que es lo mismo, el envejecimiento. Esta etapa que merece atención e intención porque forma parte de nuestra biología y ciclo de la vida.

Además, podemos entrenar nuestra mente, para pensar desde el corazón, utilizando la intuición y encontrar más comprensión y entendimiento en nuestro comportamiento, con un sentido positivo fundamentado en la idea de que somos amor puro y nos dirigimos a esa fuente divina e inagotable localizada en nuestro interior y que nos corresponde para que los pasos, como caminantes de nuestra vida, nos permitan llegar a donde queremos.

BioGimnasia y Energía es un plan de acción que aplica el coaching para elevar la excelencia, la eficiencia y los resultados de bienestar para sus participantes.

Otro tema de atención es:

¿Qué importancia le atribuyes a la actividad física antiestrés?

La intención es preventiva, trabajar las áreas que el adulto mayor puede perder por inactividad sus capacidades de independencia física y mental, afectándolo emocionalmente.

La dinámica del plan de acción con la aplicación del coaching abre nuevas opciones de motivación en la participación de las personas de la tercera edad. La responsabilidad de cambios de hábitos, para lograr los resultados desde su propio ser, hace que descubran potenciales en ellos que le reconocen sus necesidades individuales, yendo por más con entusiasmo eliminando la brecha que los separa del verdadero bienestar interior deseado y la realidad que manifiestan.

El coaching y las técnicas de auto-relajación y autosugestión positiva con hipnoterapia clínica agilizan el proceso de reprogramación y la formación de nuevos hábitos desde el subconsciente.

La *BioGimnasia y Energía* aplica los principios básicos de la programación neurolingüística dando seguimiento semanal a la aplicación del plan de acción con sus estrategias educativas, terapéuticas y recreativas para garantizar la repetición, el posicionamiento y la programación de nuevos hábitos. Hemos vivido la experiencia durante casi una década de los resultados satisfactorios en sus participantes, las personas son capaces de cambiar actitudes negativas a comportamientos amorosos, compasivos, mejorar el estado de ánimo, el sentido del humor, expresar el sentir más energía, la calidad en las relaciones, la mejora en los síntomas de enfermedades crónicas y la sanación, recuperación rápida post-operatoria.

El coaching es una valiosa herramienta para la transformación personal porque genera cambios desde el ser. Se enfoca en un objetivo y se orienta con un plan de acción de recursos reales, todas las opciones posibles y traza las metas que conducen a lograr los resultados.

Proponemos ejercicios prácticos para crear hábitos saludables para el manejo del estrés y el alivio de dolores tanto físicos como emocionales.

1

Coaching en la *BioGimnasia y Energía*

Resumimos el sueño, el plan, el quehacer, en tres herramientas estratégicas que maximizan las probabilidades de bienestar para los participantes minimizando el gasto de energía que ayuda a indicar una dirección en las acciones.

Este capítulo lo dedicamos a compartir una parte importante de nuestro camino al autoconocimiento.

Me preguntaba, después de conocer mi sueño, de ofrecer servicios para el bienestar de la familia a través de la orientación a personas mayores: ¿qué realmente quiero y cómo puedo dar a tantas personas a la vez y que cada una se beneficie?

Navegaba en internet los siete días de la semana en las noches, y parte de la madrugada, buscando información para clarificar mis ideas espirituales y continuar consolidando mis conocimientos profesionales. Estaba muy atenta a los cambios que personalmente sabía que estaba enfrentando. Tenia una sed de aprendizaje para reconocer y aceptar que el mundo que oía, veía y en el que vivía era la proyección de mi película interior y que estaba hecho de mis creencias positivas o negativas y de mi apreciación de todo. Descubrí poco a poco que hay más verdades a parte de mi verdad, esto era muy importante para poder ampliar la comprensión y el entendimiento para avanzar en mis planes de apoyar a otras personas.

Comencé a aceptar las necesidades de crecimiento y evolución y fui eligiendo a los maestros que al oírlos los interpretaba desde mi corazón. Me identifiqué con varios, leyendo sus libros, conociendo sus vidas, que escuchaba una y otra vez en audiolibros. Me enseñaban lo que yo quería y necesitaba aprender para poder entender a las personas que deseaba servir.

Por eso, además de escuchar y leer, resumía lo que era capaz de interpretar y luego lo compartía con mi esposo y mi hija, en cartas a mis familiares que en ese momento estaban en Cuba, con mis clientes, amigos y compañeros de profesión.

Esta nueva manera de verme, hablar desde mi interior y para mi interior, poco a poco de manera inconsciente, se convirtió en un estilo de pensamiento y actitud que, en tres años, trajo como resultado que mi sueño se convirtiera en el plan de acción nombrado *BioGimnasia y Energía*, donde, desde el 2011, cientos de personas de la tercera edad participan motivados en lograr sentir bienestar, ganar energía, disfrutar más de esta etapa de la vida reduciendo los miedos.

A modo de apoyar el autoconocimiento y autoevaluación de lo que quiero dar, sigo ampliando mi mapa mental. Ahora todo es mucho más interesante, porque además pienso en mi inteligencia intuitiva. Sí, la que viene del corazón, que nos despoja del egocentrismo y nos permite ver la manifestación del amor verdadero, el que no critica, ni mide, solo da y recibe con gratitud, paciencia y entendimiento. Practicando la auto-relajación, o alguna forma de meditación, habitualmente conseguimos dejar de atender el desamor, que es programado sobre las creencias de sufrimiento, dolor, pérdida y puede convertirse en un pensamiento repetitivo negativo que nos roba energía y nos distrae. Sin embargo, cuando hacemos ejercicios de relajación o meditamos, y vamos con intención de sentir nuestra propia presencia en los latidos del corazón, atentos a la respiración y expiración, recuperamos nuestro ser auténtico, el que crea y cree. Es desde ese amor que confiamos, nos sentimos capaces y merecedores del favor y la misericordia de Dios para vivir saludables y disfrutar a plenitud de la prosperidad.

Estos nuevos conceptos, y apertura de mi lente personal, me ayudaron a expandir mi consciencia en el presente profesional; mi visión de dar había comenzado no sé cuánto tiempo atrás, la inquietud de ser y sentirme mejor me movió a aplicar en mí lo que estaba aprendiendo como hipnoterapista, ayudando a otras personas a gestionar sus emociones y a conocerse desde sus propias creencias.

En estos tiempos oí hablar y leí sobre el salto cuántico, la interpretación me llevó a definir que estaba en el momento de reunir mis recursos profesionales y dar el próximo paso.

Presentarme con este concepto de actividades educativas, terapéuticas y recreativas de manera interactiva y con la suficiente confianza y autoconocimiento, además, considerarlas por su contenido independientes, me hizo reaccionar. Claramente me estaba desprogramado de un grupo de creencias limitantes, me di cuenta de que mi filtro mental a diferencia de años atrás, ahora era distinto porque utilizaba la fe y el amor puro, ese que permite recuperar la inteligencia intuitiva que viene del corazón.

Soy un todo y todas estas partes que puedo distinguir, para dar este servicio, conforman el mapa con el que logro llegar a otras personas. La fluidez de pensamientos basados en estas creencias me ha permitido proponer la herramienta básica de la *BioGimnasia y Energía*, la socialización guiada.

¿Qué utilidad le damos a esta herramienta que nos hace pensar que es básica? Se logra construir las relaciones afectivas y efectivas. Además, se puede establecer la sintonía y la empatía que nos facilita conocer las necesidades individuales, el objetivo que los atrae y las metas para su bienestar que pueden lograr sus participantes son la base para sustentar el plan de acción

La auto-preparación continua generó cientos de temas de interés que se enriquecen con otros y actualizan cada vez que son utilizados como fuente para motivar el dialogo, la reflexión y la introspección.

La segunda herramienta, el contacto con la naturaleza, combinada con la primera, multiplica el aprovechamiento en la persona, aumenta las probabilidades de sentir bienestar y revitalizarse, estas son las sesiones de grupo de *BioGimnasia y Energía* que se realizan en ambientes cómodos, seguros, es el aire fresco y puro, el sol, el estiramiento de la vista al verde de las plantas, el colorido de las flores, la visualización de ríos, lagos o el mar en vivo, fluyendo con las conversaciones interesantes y que propician el poder crear empatía y fomentar la comunicación positiva para favorecer las relaciones intrapersonales y extra-personales.

La tercera herramienta es el aprendizaje de la respiración consciente, la práctica y la repetición en cada encuentro. El hábito de cada participante de hacer ejercicios de respiración retentiva, alternada y controlada tiene el valor agregado que llamamos "El salvavidas lo llevas puesto, úsalo y vivirás más y mejor". Todo lo que implica oxigenar suficientemente nuestro cuerpo para liberarnos del estrés y de todas sus cadenas de efectos psicológicos, fisiológicos y sociales.

"Atrévete a sentirte mejor con el plan de acción de *BioGimnasia y Energía*" es una frase muy utilizada en la motivación. Creamos la posibilidad de hacer algo más para influenciar con una frecuencia más alta las vibraciones del ser interior para sincronizarnos espiritualmente.

El amor que se procesa con la mente se contamina con creencias que nos pueden limitar, el apego, las culpas, el victimismo, la crítica, la no aceptación, son filtros de miedos nocivos que deterioran el poder del amor, por ello la fuente que no permite contaminación es la espiritual y lo vemos cuando protagonizamos experiencias de resiliencia. Un ejemplo a nivel de planeta con la pandemia del COVID-19, que todos hemos vivido en este año 2020, nos ha demostrado cómo reinventarnos o reiniciarnos, y eso se logra con la fe en tiempos de crisis para ser mejores y sobre todo con vida; eso lo hemos hecho apoyados desde el amor puro de Dios.

Esta experiencia es agregada con gran valor al plan de *BioGimnasia y Energía*, porque gracias a la estrategia de socialización guiada que orientamos y aplicamos durante 8 años consecutivos a estos grupos de participantes, y que utilizando además el valor para toda la humanidad de los adelantos de la tecnología, es que hemos podido y seguimos llevando a cabo este plan a casa.

La *BioGimnasia y Energía* incluye acciones de terapia, sin embargo, en este servicio incluimos métodos que pueden ser utilizados por cualquier persona que aprenda los pasos: la visualización creativa, la auto-relajación, la meditación, la respiración consciente. Todos ellos nos aportan beneficios para el manejo del estrés y del dolor.

Con este plan de acción no pretendemos controlar los comportamientos, cada persona es libre de elegir. Tampoco pretendemos dar una filosofía de vida. De lo que sí estamos seguros es que queremos dar amor a nuestro prójimo, porque de esto se trata mi propósito vida: ser mejor persona desde el corazón.

Únicamente deseamos compartir una experiencia personal y profesional, que ha trascendido para el bien en cientos de personas, incluyendo, en primer lugar, mi ser consciente, para percibirla y compartirla con mis abuelos, mis padres, mis hermanos, mi esposo, mis suegros, mi hija y ahora mi nieto. Y con mis clientes y todo el que me rodea, porque es mi manera de ser y pensar.

Aquí y ahora, hagamos un *clic* para el envejecimiento activo y la longevidad saludable, atentos al bienestar como un todo que depende de la conexión integrada de nuestro cuerpo físico con la mente, la habilidad de gestión de las emociones y la presencia de nuestro ser espiritual que nos hace capaces, suficientes y merecedores de todo lo que disfrutamos en la vida.

El envejecimiento activo y saludable es una responsabilidad consciente de vivir el ciclo de la vida, de esta manera se descubre que el coaching puede apoyar con sus habilidades y herramientas a despertar esa consciencia desde el ser, para continuar mejorando la calidad de vida de la población que predominará en las próximas décadas.

BioGimnasia y Energía utiliza el Coaching con la metodología de la PNL para apoyar al cliente en el cambio de su percepción enfocándolo como el propio observador de sus pensamientos, sentimientos, emociones para que así pueda reconocer su mundo de creencias limitantes o potenciadoras, además de poder gestionar de acuerdo a su necesidad de bienestar los cambios deseados y trazar objetivos y metas para tener resultados. Este programa genera con éxito resultados favorables en la considerada **edad de oro** demostrando responsablemente la visión en esta misión.

Es garantía hoy ocuparnos de dar crédito a la importancia de mejorar cada vez más el bienestar de una persona, un grupo o la población en general. Ya sabemos que, desde el 2015 y en las próximas décadas hasta el 2050, según los estudios de población en América, el adulto mayor ocupará los índices más altos. En esos próximos años estaremos muchos de nosotros agradeciendo la ola que iniciaron los programas de salud preventiva, longevidad y calidad de vida para disfrutar conscientemente de la vejez.

Es importante recordar que todas las acciones que se trabajan están enfocadas en formar hábitos saludables y la aceptación de la vejez activa. Por su parte, *BioGimnasia y Energía* es un plan de acción que incluye tres modalidades de acciones o actividades que son: educativas, terapéuticas y recreativas. Todo con el propósito de apoyar el logro en sus participantes de disfrutar en sí mismo el bienestar desde su mente, sus emociones, su cuerpo y su alma, por eso le decimos "integrado".

La *BioGimnasia y Energía* se ofrece como servicio comunitario de apoyo a la salud preventiva en el adulto mayor en cualquier centro de cuidado de día o interno, y centros médicos que ofrecen las áreas de bienestar y recreación.

Veamos la caracterización simbólica de la *BioGimnasia*:

Bio = vida = presente + **G** = pensamiento en grande +

Gimnasia = moviendo la mente y el cuerpo = ganancia de energía.

Este plan de acción se desarrolla como parte de tres tipos de actividades que se enfocan en lograr el mismo objetivo.

Los tipos de actividades son:

- Educativas
- Terapéuticas
- Recreativas

Tienen la característica que pueden ocurrir independientes o de manera interactiva.

¿Qué objetivo tiene este servicio?

Promocionar el bienestar y la calidad de vida en la tercera edad para disfrutar de un envejecimiento activo y saludable. Reconociendo esta etapa del ciclo de la vida y aceptando sus oportunidades.

¿Qué metas propician el cumplimiento de este objetivo?

1. El entrenamiento sistemático enfocado en el observador a través de la introspección y la proyección individual para despertar la consciencia.

2. La motivación guiada a esa mirada interior sana, propiciada con las reflexiones, diálogos guiados con preguntas que conectan con las experiencias individuales y la enfocan en el presente. Ejemplo: ¿qué aprendizajes pueden ahora apoyarte para ir por más? ¿Qué crees que puedes ser y hacer ahora? ¿Qué piensas de la vejez como una etapa más del ciclo de vida?

3. La práctica sistemática de actividades en contacto con la naturaleza y en sincronía con la naturaleza interior les permite ganancia de energía vital, esto ayuda a auto-crear hábitos de bienestar.

4. El apoyo al bienestar emocional y espiritual en el adulto mayor, enfocados con herramientas del coaching y recursos creativos para que por si mismos logren los resultados deseados que están relacionados con mejorar la calidad de vida en la tercera edad.

Las metas se adecuan al tipo de actividad

Las metas están íntimamente relacionadas con la motivación y el resultado del autoconocimiento y el reconocimiento consciente que va apoyando en cada individuo su creencia a los nuevos hábitos saludables.

El seguimiento sistemático es la acción más importante para el logro del objetivo.

Ejemplos de cómo podemos cumplir las metas educativas

Promover las relaciones personales con la comunicación positiva en la tercera edad lo caracterizamos como:

<u>La socialización guiada</u>

Hábitos de cooperación y altruismo disfrutando cada día. Desde el primer encuentro, y como hábito, se trabaja el respeto, la aceptación, la validación y el entendimiento de las creencias individuales, utilizando dinámicas de grupo.

Elección del tipo de saludo deseado:

➢ Saludo afectuoso dando la mano derecha.
➢ Choque de los 5.
➢ Choque de los 10.
➢ De corazón a corazón.
➢ El saludo del abrazo. Su impacto emocional.
➢ Beneficios de la abrazoterapia.

En mi experiencia familiar y durante 10 años dedicada al adulto mayor, la generalidad manifiesta un comportamiento ante esta nueva experiencia con objeciones y actitud de alerta.

Preguntamos:

¿Qué preguntas o pensamientos te has hecho durante este ejercicio? Las respuestas más escuchadas son:

➢ Esto no me gusta.

- ➤ No sé a quién saludar.
- ➤ No sé qué tipo de saludo será bueno.
- ➤ ¿Qué Hago?
- ➤ ¿Que Siento?
- ➤ ¿En qué mejoro con esto?
- ➤ ¿Voy a poder hacerlo otra vez?
- ➤ Qué bien esta esto, me encanta saludar.
- ➤ Me gusta que me abracen y me gusta abrazar.

La empatía en este momento lo define todo, pues nos permite validar las diferentes actitudes y gestionar el mejor logro para los participantes.

Cuando, como guía, hemos adquirido la experiencia vivida con la actividad, podemos dar un sobre aviso incluyendo algunos de estos pensamientos en el momento de la orientación del ejercicio y esto facilita disminuir los juicios, miedos y facilita el disfrute de la curiosidad.

Luego, por repetición, se convierte en un hábito al encontrarse en su grupo y el resultado comienza a fluir en las relaciones, una apertura de la persona a aceptarse más y a aceptar el amor, la comprensión, notar su presencia y la de otros.

<u>Actividades de recreación al aire libre</u>

La importancia de la hidratación constituye una herramienta de salud preventiva. Se recrea visualmente con un paisaje donde esté presente el mar, un río o un lago. Se orienta a observar e inspirar todo lo que ven, oye y sienten que es saludable y que está en armonía con su cuerpo. Unos minutos de autorelajación nos hace más conscientes del *aquí y ahora*, por lo que aumentan las probabilidades de que el mensaje positivo de salud sea más eficiente.

Preguntamos:

> ¿Qué piensas del agua que ves en el paisaje?

> Imagínate este paisaje sin ese lago, sin el mar o la lluvia.

> ¿Sientes algún efecto en tu cuerpo por no tomar suficiente agua?

> ¿Qué piensas de la cantidad de agua que necesita tu cuerpo para que seas más saludable?

> ¿Sabías que el agua se puede revitalizar antes de tomar?

> ¿Cómo lo podemos hacer?

En este momento el diálogo interior se expande, se pide a cada uno que exprese lo que cree y se resume luego dando la información desde el punto de vista biológico de la importancia del agua para la vida celular. Además, se motiva a *¡Ir por más!*, pedir información a su médico, buscar en internet y siempre compartir sus conocimientos con los amigos y la familia. Esto los conecta con su ser útil e importante para el mundo que lo rodea.

La actividad finaliza repartiendo agua y brindando por la vida de nuestras células saludables y la vida verde y en paz del planeta.

Otra actividad recreativa que disfrutan la mayoría de las personas es la fuente de ganancia de energía. Es importante la motivación, con una amplia orientación de los beneficios que te puede aportar hacer algo diferente y que hacen otros para lograr sentir bienestar. ¿Qué cree de esto? ¿Para qué te sirve? ¿Qué pasa si lo haces o no?

<u>El ejercicio del abrazo al árbol</u>

Previo a este ejercicio ya la persona ha recibido la intervención de la enseñanza de la auto-relajación y sus efectos positivos para el sistema inmunológico.

➢ La liberación del estrés y el alivio de dolores físicos y emocionales.

➢ La práctica de ejercicios físicos, ejercitando los hábitos que mejoran la actividad física, siempre de acuerdo con las individualidades y con la previa consulta y autorización del profesional médico. La intención es elevar las probabilidades de independencia manteniendo la capacidad y habilidades motoras.

➢ Disminuir el miedo a las caídas y las instrucciones en caso de ocurrir.

Lograr de 150 a 300 minutos semanales de actividad física es la recomendación dictada por la OPS y OMG.

- La práctica habitual de los ejercicios de respiración y la importancia de hacerlos consciente.

- La importancia de la práctica habitual de la meditación.

- La práctica sistemática de la visualización creativa, imaginación guiada en el presente, la relajación progresiva para reforzar la salud mental y de la memoria.

- Atención a la autoestima individual y de grupo para elevar bienestar emocional.

- Atención a los miedos y fobias.

- Coaching con actividades de plástica y arte.

Objetivo: Bienestar emocional. Pensamiento positivo.

Plan de acción: Fomentar la creatividad y la visualización.

- Mejorar la memoria, la concentración, imaginación.
- Mejorar la autoestima.

- Liberación del estrés.
- La socialización guiada.

Orientación:

1. ¿Qué te gusta más, el sol o la luna?
2. ¿Con qué palabras puedes relacionar sol y luna?
3. Crea dos columnas, una para el sol al y otra para la luna, y debajo de cada una escribe 10 palabras con la que lo identificas.
4. ¿A qué hora naciste?
5. Selecciona las tres palabras con las que menos te identificas en cada caso.
6. Selecciona las tres palabras con las que más te identificas relacionadas con las 6 restantes, ahora utilizando la frase: "Yo soy una mujer o un hombre", seguido de las 6 palabras como frases. Este ejercicio motiva un diálogo positivo generando la socialización.
7. Se orienta a crear una frase de empoderamiento basado en el ejercicio anterior.
8. Se recomienda practicar y repetir antes de dormir y al despertar.

Esta repetición favorece la programación de pensamientos positivos que mejoran la autoestima.

<u>Actividad de grupo</u>

Se colocan dos palabras: "SOL" "LUNA" o pueden utilizarse en figuras moldes, recortes de revistas, fotos y colocarlos en dos espacios separados.

1. ¿Cuál escoges?
2. Ahora pronúnciala en voz alta. ¡Muy bien!

3. Ahora inhala profundamente y cierra los ojos.

4. Piensa en el sol o la luna.

5. ¿Qué sientes?

6. ¿Qué ves?

7. ¿Qué imágenes te recuerdan? ¿Qué actividades te ves haciendo con el sol y con la luna?

8. ¿Qué sonidos percibes?

9. ¿Qué otras cosas ves?

10. Imagínate que hay una hoja en blanco y un pincel.

11. Respira aire fresco de ese ambiente que te imaginas, acércate y toma el pincel. Coloca la hoja en blanco y deja que el pincel se deje guiar por tu mente y dibuja ese paisaje que te represente lo que estás sintiendo por la LUNA o el SOL.

Se orienta hacer parejas, una persona que se identifica con el Sol y la otra con la Luna.

¿Qué actividades son las que más disfrutas en el día?

¿Qué actividades son las que más disfrutas en las noches?

Tienen que hacerse una pregunta y la respuesta la van a dar cruzada. Es decir, la persona que ha escogido la luna va a hablar del sol y el sol de la luna. El objetivo es ver las dos partes del día como tu propio día para disfrutarlo de alguna manera.

La idea de aplicar esta metodología es que cada persona exprese a través del dibujo su Yo, que libere su potencial oculto, que disminuya la brecha entre lo que cree a través del ego y su verdadera creencia. Motivar nuevas expectativas en este momento de sus vidas dándole rienda suelta a sus sentimientos, lo que de hecho puede llegar a ser un alivio permitiéndoles exteriorizar aquello que tal vez han querido compartir con alguien y no lo han hecho por cualquier razón.

El soporte de coaching mejora la excelencia de los resultados al elevar el bienestar emocional integrado del adulto mayor, cuando estas personas se sienten apoyadas, entendidas, aceptadas, escuchadas, validadas y son motivadas a lo que es tener la oportunidad de desarrollar sus mentes y abrir sus corazones.

<u>Primero</u>, vamos a definir dos momentos en el tiempo de las personas.

El sol para los que están pensando en pasear o realizar sus actividades a pleno día, lo cual demuestra un buen estado anímico activo.

La luna para los que sitúan su pensamiento en el descanso, la observación, la tranquilidad y el sosiego, lo que demuestra un estado anímico más pasivo.

<u>Segundo</u>, a partir de la definición del momento en el tiempo, las personas podrán comenzar a ambientar los distintos paisajes, utilizando para ello cualquiera de estas sugerencias y mediante la utilización de los distintos moldes.

1. El sol o la luna, una calle, una casa, varios edificios, un árbol, unas nubes, un ave volando, un avión volando, un automóvil.

2. El sol o la luna, una línea divisoria del papel, un árbol, una casa, unas montañas, un riachuelo, unas nubes un ave volando.

3. El sol o la luna, el mar, un barco, unas nubes, un ave volando.

Organización en tres tiempos para el aprovechamiento de la concentración.

<u>Primero:</u>

- 20 minutos para crear individualmente la obra.

<u>Segundo</u>:

- 10 minutos para detalles e intercambio con las personas de cada lado o del frente.

- 10 minutos para la exposición del significado de su obra.

Conclusiones:

El auto-reconocimiento. Fortaleciendo la autoestima.

Cuando somos los creadores de nuestros resultados positivos, recibimos la recompensa de sentir bienestar y ganancia de energía que favorece el buen ánimo para *hacer* más.

Se entrega un sticker con una estrella dorada, la persona lo pega en la parte derecha de su obra, con su firma arriba y la fecha debajo. La visualización de premio, merecimiento que deja muy claro su capacidad de crear.

Pensamiento positivo de autosuficiencia, capacidades y sentimientos de bienestar y apoyo emocional y espiritual.

¿Quién puede estar interesado por estos servicios?

Todos los centros médicos y *Adulto Day Care* que cuidan del bienestar, la salud y la recreación de los adultos mayores.

¿Para qué le es útil al proveedor de salud?

Para promover la prevención y elevar la satisfacción de sus clientes, mejorando la referencia para otras personas de los servicios de la compañía.

El apoyo sistemático en la salud preventiva disminuye los síntomas agudos en enfermedades crónicas y los ingresos hospitalarios. Menos gastos de recursos médicos.

¿Cómo se aplica el servicio de *BioGimnasia y Energía*?

Recomendamos trabajar con Grupos de 15 participantes máximo. (Para garantizar la atención individual y la calidad del trabajo de grupo y los logros).

El número de frecuencia oscila en un mes mínimo de 4 a 12, es decir, de una a tres frecuencias semanales. Estas frecuencias dependen de la demanda que estime el proveedor para ofrecer el servicio a sus clientes.

El plan de acción del programa de *BioGimnasia y Energía* se puede desarrollar en 1 hora cuando es en los centros.

La *BioGimnasia y Energía* nació, creció y vive con actividades al aire libre en parques. Es esta la recomendación en mi experiencia más significativa que siempre hago en los centros de bienestar por el BIEN-ESTAR que vivencio en todos. Las personas de la tercera edad se favorecen saludablemente, además que es grandioso para ellos cuando han dejado atrás esa realidad y se sienten acompañados y apoyados, y descubren que si pueden satisfacer el gusto de hacer un picnic aprendiendo a respirar, meditando, haciendo actividad física, brindando con un equipo de vida saludable.

Cuando es en exterior, al aire libre, en los parques o áreas de entretenimiento como museos, galerías de arte, etc., requiere de 1 h/30 min a 2 horas de duración.

Las actividades pueden ser independientes, utilizando 3 días a la semana. Por ejemplo:

Lunes: Educativa

Martes: Coaching para la respiración

Viernes: Recreativa educativa

Hacen un total de 3 a 6 horas dependiendo si es en el centro o en parques. Las propuestas de actividades al aire libre requieren:

1. Parques con baños sanitarios accesibles. Vistas de lagos o el mar, arboles con sombra y asientos (estos pueden llevarse).

2. Parque más cercano al centro donde se da el servicio.

3. Cada participante tiene que llevar una botella de agua.

4. Duración 1hora y 30minutos, 15 minutos de preparación, 1hora de actividad y 15 minutos de despedida.

5. Las actividades al aire libre están orientadas para los días que el clima así lo permita.

6. Esta orientación del clima se da en el primer encuentro, es parte del programa interactivo con sus participantes, elimina actitudes robotizadas. Despertar, se motiva la memoria consciente en el presente, el uso de la tecnología para conocer con anticipación los pronósticos del tiempo.

Otra orientación importante es:

¿Qué vamos a hacer en eso días cuando la actividad es en el centro?

Las acciones educativas, terapéuticas y recreativas están interrelacionadas y es posible que en una misma sesión de una hora se presenten de manera simultánea, lo que es una ventaja para elevar la productividad en tiempo y la calidad y diversidad de recursos que el cliente recibe para alcanzar sus logros que definen su bienestar integrado.

Esta es una gran ventaja del plan de acción de la *BioGimnasia y Energía* que proponemos a través de este proyecto de coaching, y es el entrenamiento para el personal profesional de salud y bienestar para el adulto mayor. Preparar profesionales facultados, para utilizar recursos de educación para la salud, combinado con intervenciones de manejo del estrés y el dolor, y a su vez apoyando el disfrute de los logros en el cliente. Es muy gratificante cuando sabemos que lo único que nunca recuperaremos es el tiempo consumido.

Utilizamos preguntas para sincronizar a la persona con su Yo en el presente y sintonizarlos de manera activa e interactiva en su grupo, la familia y la sociedad.

¿Qué más deseas hacer ahora para mejorar la vida?
¿Qué piensas de lo que tienes y de lo que eres?

Cuando la persona cree que ya todo acabo, le ofrecemos un faro que lo despierta conscientemente y, para ello, utilizamos su sentido biológico de supervivencia y adaptabilidad en primera instancia.

El envejecimiento natural es parte del ciclo biológico y del plan divino, lo enfocamos en el potencial interior del ser de autosanación y motivamos la importancia de la estabilidad emocional que puede hacer la diferencia en su bienestar.

El apoyo profesional con un plan de acción como el coaching y la *BioGimnasia y Energía* aseguran que el adulto mayor sea y se sienta menos vulnerable a la depresión, a las enfermedades y padecimientos por el deterioro precoz, en ocasiones provocado por el estrés postraumático por caídas o pérdidas de seres queridos, alguna discapacidad, enfermedad crónica, la jubilación y sentimientos de soledad.

Las actividades educativas, terapéuticas y recreativas, ocurren de manera interactiva creando un ambiente muy novedoso y atractivo para sus participantes.

La *BioGimnasia y Energía* apoya la salud de manera integrada, consideramos importante reconocer el ser, hacer y tener en su totalidad.

El pensamiento y la comunicación positiva, el optimismo, la escucha activa, la aceptación y la validación de las individualidades son ingredientes básicos.

El apoyo del coaching como movilizador de éxito para las personas que se benefician con la participación en este programa.

La intervención con hipnosis clínica apoya los cambios de hábitos de pensamientos y actitudes de manera rápida y segura.

El efecto satisfactorio de este plan de acción lo vemos, cuando el cliente manifiesta esa nueva actitud de motivación por querer más de lo mismo, cuando manifiesta alivio de dolores físicos y emocionales, cuando sonríe con optimismo y borra la depresión de sus hombros y su cara. Además habla del presente disfrutándolo.

2

Plan de acción de la *BioGimnasia y Energía*

BioGimnasia y Energía es escuchar y apoyar validando para educar.
Es caminar a su lado para acompañar sus
momentos de cambios y celebrar o motivar para seguir.
Es alcanzar su mano con el oído influenciando su paz interior.
Es hacer una pregunta que se pueda responder a sí mismo y que disfrute
su poder de Ser y sentirse mejor ahora gracias a su propia elección.

Blanca Rosa Remior

Hacemos la promoción de la *BioGimnasia y Energía* en centros de atención a la salud y el bienestar para adultos mayores.

¿En qué consiste?

En actividades orientadas con temas de educación para la salud y terapias recreativas que optimizan el bienestar del cuerpo y la mente, estimulan el balance emocional y la espiritualidad.

"Dar vida a los años, en vez de poner años a la vida". Esto no es nuevo para ti y sabes cuándo lo haces o no. Tenemos el poder de despertar y recordar, el poder de elegir lo que deseamos hacer en cada momento. Esta es una receta con un propósito muy claro y sencillo: "despertar, recordar y elegir sentirse bien". Acreditado con el conocimiento científico y existencial, apoyando a la salud

primaria, como eslabón importante para el cuidado de la salud y calidad de vida, y complementando la propuesta que la Organización Panamericana de la Salud, sede en los Estados Unidos, hace a sus profesionales.

- o Optimizando el bienestar reforzamos la salud física y mental.
- o Valoración del estado de salud, reconociendo el estilo de vida.

1. Determinación y desarrollo de los objetivos psico-emocionales, fisiológicos y sociales.

2. Selección de las tareas a realizar para lograr el propósito de una salud integral del cuerpo, mente y emociones, para elevar la calidad de adaptabilidad individual a nivel social.

- o Diseños de tareas específicas cumpliendo con los objetivos.
- o Tipos.
- o Duración 1 hora. Condiciones que favorecen a la salud.
- o Frecuencia: 2 veces por semana.
- o Diseño de tareas especialmente:

  Manejo del estrés.

  Manejo del dolor físico y emocional.

  Eliminar hábitos, fobias y miedos.

  Controlar el peso.

  Elevar la autoestima.

  Aprender auto-relajación.

- o Progresión.

o Selección de ejercicios no contraindicados, higiene y seguridad.

3. Selección de medios a emplear.

o Instalación y equipamiento, material seguro y adaptado.

o Organización y control de los medios.

4. Selección de los métodos de enseñanza:

o Técnicas, estilo, orientación y metodología.

5. Evaluación continua.

o Dando seguimiento al programa de entrenamiento emocional para la salud del adulto mayor.

o Control y resultados objetivos y subjetivos, utilizando índices de mejora de síntomas y padecimientos de enfermedades ejercitadas con testimonios, chequeos médicos, seguimiento en la participación en el programa.

<u>Tipos de actividades</u>:

1. Concentración y motivación de la atención con la propuesta de reflexión hacia el significado de la actividad a desarrollar. (Repetición de la formula en cada encuentro para reforzar la memoria).

Bio-Gimnasia y Energía / entrenamiento bio-energético vida = movimiento + energía

- Escuchando nuestro cuerpo, sus alertas se manifiestan con síntomas antes de ser enfermedades y, cuando ya lo son, podemos mejorar respondiendo con hábitos de vida más saludables, por ejemplo:

    - Observa la ventilación y la iluminación del hogar, la

cantidad de agua que tomas al día y compara cuál es la necesidad del organismo, recuerda que seguro has visto alguna vez lo que sucede a una planta cuando le fallan algunos de estos elementos básicos en su medio ambiente.

-   Observa la elección de alimentos para nutrirte, qué haces a diario, comienza recordando qué has desayunado la última semana, si tus alimentos los eliges con un estomago no satisfecho o generalmente piensas en lo que te aporta.

-   Observa el rango de tus movimientos diarios, ¿es todo lo que puedes moverte, o es lo que estás eligiendo para tu cuerpo? El síndrome de "las excusitas" esconde miedo, el miedo paraliza la mente y el cuerpo. Ahora pregúntate si puedes incorporar otros ejercicios físicos guiados a movilizar tus articulaciones, la circulación sanguínea, que te sean agradables, sin dolor, siempre atentos y aceptando hasta donde podemos o no.

•   Se logra higienizar la mente liberando la crítica y el juicio del pensamiento y la palabra, con amor y aceptación contigo mismo, validando la diversidad de ideas nuevas, con un pensamiento positivo, altruista, manifestando actitudes y hábitos saludables y optimistas, usando técnicas de relajación antiestrés, la meditación, la risa, la música, desarrollando la concentración, la memoria y la intuición.

•   Ser atentos y conscientes del origen de las emociones que sentimos y proyectamos a causa de la programación adquirida por la crianza, experiencias propias y eventos vividos en el proceso de vida personal. Aceptar que ya no tenemos acceso al pasado, sin embargo, sí podemos construir lo que queremos viviendo el aquí y ahora, el presente.

- El entendimiento y responsabilidad individual de vivir nos conduce al crecimiento personal, nos eleva el nivel de adaptabilidad biológica, estimula el potencial inmunológico por lo nos hace libres de lo que nos resulta desagradable, nos atrae la buena comunicación con otras personas, el entusiasmo y nos pone en sintonía con todo lo que nos hace feliz en nuestra existencia, así logramos esa conexión de balance y armonía con el ser espiritual y especial que somos.

2. Orientación de la postura y la posición del cuerpo para diferentes movimientos.

3. Comienza la preparación fisiológica y liberación del estrés.

   o Presentación del trabajo de equipo, expresión de colaboración y amistad, (dar la mano), (calidad en las relaciones interpersonales).

   o Elección de equipos por nombres, colores.

   o El abrazo del comienzo (hay que recordar que son mínimo 10 abrazos).

   o Técnicas de respiración.

   o Calentamiento, movilidad articular.

   Ejemplos:

   - Estiramiento del tronco: simulando que acabas de despertar, estiramos los brazos y manos abiertas en dirección al cielo.

   - Energizando: mirada hacia arriba lentamente con extensión del cuello y manos abiertas hacia el cielo, bajando esa energía hacia nuestro cuerpo, cuando llega a los muslos hacemos fricción con las manos, activando así la circulación de las piernas, seguimos hasta las rodillas fricción y conteo de repeticiones es hasta 5, puede continuar.

- Si es en silla levantamos las piernas, ahora punticas de los pies hacia arriba y hacia delante, contamos hasta 5. Separamos los pies y hacemos círculos hacia dentro y hacia fuera, soltamos y cruzamos, subimos rodilla una a una, rodilla y planta del pie, seguimos con ambas piernas, para relajar hacemos tijeras con ambas piernas, sacudida, extensión y flexión del pie.

- Para continuar en silla llevamos la postura hacia delante y dejamos deslizar las manos por nuestras piernas hacia abajo y luego extendida hacia delante y hacia atrás y soltamos, soltamos los brazos, traemos arriba pasando por los pies, tobillos, piernas, muslos, rodillas; postura hacia atrás, arriba y hacia el cielo y hacemos movimientos para traer esa energía hacia nuestro cuerpo; bajamos y recogemos la energía subiendo.

- De pie, apoyados en el espaldar de la silla, postura recta y pegada, se hace 4 repeticiones de flexión y extensión de cadera.

- Ejercicios para la postura, la espalda y el cuello. Hacia delante, inhalo y cabeza al cielo, sosteniéndonos con los brazos, exhalo y retorno la postura curvando la espalda, manos y brazos al cielo, bajando a la tierra y con ambas manos al lado del cuerpo giro a un lado y giro al otro lado el tronco sin mover los pies. Regreso al frente y soltamos brazos y hombros como en sacudidas suaves a la tierra, y giro a un lado y otro, suelto, suelto y suelto.

- Movimientos cómodos y lentos del cuello, tronco y extremidades.

4. En el desarrollo de la actividad se hace una técnica de participación por equipo. Se le enseña la técnica de eliminar el miedo a las caídas, aprendiendo a levantarse.

5. Cada equipo al final tiene que exponer una modalidad de arte: poesía, música, interpretación de una canción, tocar un instrumento musical.

6. Tarea. Escribir: nombrar el hobby favorito, ¿cuándo fue la última vez que lo disfrutó?, ¿qué tiempo le dedicas en el día, semana, mes y año?

<u>Medios y materiales:</u>

- Cámara fotográfica.
- Pelotas, ligas o cintas elásticas.
- Pomos de medicamentos vacíos, pomos de agua.
- Tapete de yoga o toalla de playa.
- Reproductor de DVD, TV.
- Equipo de audio y micrófono.
- Hojas de papel en colores.
- Globos, balón amarillo.
- Uso de tazas, inciensos, velas/ hablando de aromaterapia, preparando el ritual del té y/o café.
- Álbum de actividades.
- Álbum de música favorita.

- Buzón del despertar. Donde se recopilan los temas o preguntas en cada taller, así se nutren los eventos.

Actividad educativa

La Actividad Educativa despierta la consciencia e invita a la reflexión para cambiar y mejorar hábitos.

> *"Los síntomas es el llamado que nos hace el cuerpo, que ha escuchado a la mente por mucho tiempo quejarse y la deja expresarse, enfermando".*
> *B. R. Remior*

Una mente abierta a nuevas oportunidades se despierta con autoconocimiento. Ser consciente para observar que piensa, cómo se siente y que más quiere de la vida ahora, requiere deseo interior, es un proceso en el que cada persona elige su paso, sin embargo, a través de la acción educativa ofrecemos temas de estiramiento que pueden apoyar esta expansión del mapa individual y de alguna manera movilizar el pensamiento que amplia el territorio con otra realidad.

Los temas que se relacionan con *las reglas de la mente* están dentro de los títulos que apoyan la reflexión, introspección y dinámica de aprendizaje para este despertar.

Una regla de la fisiología de la mente afirma que *"cada pensamiento tiene una reacción física"* y con ella se relacionan varios síndromes, su localización, la posible causa y los síntomas.

1. Síndrome del Llanto. Del plexo solar hacia arriba (pecho, cabeza y nuca)

Causa: Incapaz de tomar una decisión. Frustración a causa de la indecisión, el cerebro envía señales al cuero cabelludo para que se contraiga, causando dolor.

Síntomas: Dolores de cabeza, cogestión nasal, apretazón de los músculos en la zona de la garganta, ulceras en la boca, hacer rechinar los dientes, tensión muscular alrededor de la nuca.

2. Síndrome de la Responsabilidad. Hombros, espalda superior, zona de la espina dorsal superior)

Causa: Demasiada responsabilidad. Miedo al peso de la responsabilidad. Descuido, no aceptación o deseo de enfrentarse a una responsabilidad.

Síntomas: Presión en los músculos de la espalda, los hombros, espalda rígida, artritis.

3. Síndrome de frustración sexual o culpabilidad sexual. Estomago, ingle, espalda inferior.

Causa: Frustración sexual. Religión asociada a la culpabilidad sexual. Culpabilidad a razón de infidelidad. Insuficiencia sexual.

Síntomas: Retorcijones estomacales, estreñimiento, acidez estomacal, excesivos dolores menstruales, o pérdida de sangre, ninguna pérdida durante el ciclo menstrual, infecciones vaginales y de la vejiga, dolor y presión en la próstata o testículos, problemas en los riñones.

4. Síndrome de Pelear / Alcanzar. Brazos, manos, dedos.

Causa Necesidad de expresar repudio o represión de algún deseo. Incapacidad de llegar a alcanzar algo deseado por carecer de sentimientos de valor propio. Falta de autoestima. Sentimientos de profundo rechazo como resultado de metas poco realistas.

Síntomas: Verrugas, pequeñas ampollas en las manos o los dedos, apretazón de las coyunturas y los músculos de las manos y las muñecas, manos extremadamente frías o calientes, artritis, reuma.

5.   Síndrome de Huir. De las caderas a los pies.

Causa: Necesidad de correr, huir, emocional o físicamente de una situación o compromiso en particular. Miedo a darle frente a ciertas situaciones porque puedan resultar dolorosas. Aburrimiento. Miedo de algún desastre. Temor al éxito.

Síntomas: Calor abrasador entre los dedos o las plantas de los pies, pies fríos (problemas en la circulación) dolores en las piernas.

Conocer otras reglas de la mente nos hace estar más atento a nuestros propios comportamientos y poder cambiar aquellos que nos limitan y tener mejores resultados en cualquier aspecto que nos propongamos.

Está la regla que dice: que lo que uno espera que ocurra tiene una fuerte tendencia a hacerse realidad. Mientras más fuerte la esperanza, mejor la probabilidad de que se manifieste como se espera.

La imaginación es más poderosa que el conocimiento y cuando los dos están en conflicto, la imaginación siempre triunfa.

Pensamientos opuestos no pueden existir a la misma vez.

Un síntoma persistente inducido emocionalmente tiende a causar cambios en el cuerpo físico.

Una vez que se toma una acción causada por una sugestión, es mucho más fácil aceptar la próxima sugestión.

Cuando la mente acepta una idea se mantiene así, hasta que es reemplazada por otra.

Mientras más sea el esfuerzo del consciente, menos será la respuesta del subconsciente.

Además de *las reglas de la mente*, podemos mencionar *las leyes de la sugestión mental*.

La ley de la atención concentrada. Cuando la atención es concentrada sobre una idea particular, una vez, tras otra vez, ella sola se realiza.

La ley del efecto inverso. Mientras más uno trata de hacer algo, menos es la posibilidad de que uno haga que se realice.

La ley del efecto dominante. Una emoción fuerte tiende a reemplazar a una más débil.

La ley de la acción demorada. Cuando una sugestión es dada como una inferencia, la persona responderá a esa sugestión cada vez que se presente una condición o situación que haya sido usada en la sugestión original.

La ley de asociación. Cuando una persona reacciona a un estímulo en particular, mientras en la presencia de otro estímulo, la persona pronto comenzara a asociar un estímulo con el otro.

Las probabilidades de tener mejores resultados en la calidad y mejoría de la salud de un individuo, grupo, familia y comunidad dependen del nivel de conciencia y responsabilidad con los hábitos. El autoconocimiento despierta el amor propio y el merecimiento.

La educación para la salud y el bienestar son la estrategia de la medicina primaria o preventiva pues una buena orientación puede mejorar síntomas agudos de cualquier enfermedad crónica no transmisible o evitar padecerla.

Los 3 temas con los que iniciamos la reflexión para el cuidado de la salud son:

1. La nutrición y la hidratación

2. Importancia de la relajación y su relación con el sistema inmunológico

3. Importancia de la respiración consciente. Algunos tipos.

Temas prácticos que apoyan la actividad educativa y la ganancia de energía

- Practica de Ejercicios de Respiración

- Beneficios de la meditación

- Pasos para iniciar el hábito de meditar

- Visualización. Imaginación y relajación

- Importancia de la actividad física

- El Masaje. Sus beneficios. El automasaje

- La Autoestima

- La Gratitud

- La fe que mueve tus montañas. El miedo y el amor

- Leyes del Funcionamiento de la Mente.

- El razonamiento lógico. Inteligencia Emocional. Inteligencia Artificial

- Creencias, hábitos, actitudes

- El poder de Estiramiento a través del mentalismo

- La consciencia desde el observador

- El poder de las palabras, las afirmaciones

- El estrés. Identificando los agentes estresores

- La Higiene personal y del hogar. Evitar caídas. Atención a la orientación de su médico, para el consumo de medicamentos

- Reconocer los síntomas del estrés. Importancia de reducir los niveles de las hormonas del estrés.

Actividad terapéutica

Se apoya en la actividad educativa con la intervención práctica. Por ello se plantea anteriormente que ocurren de manera interactiva.

Cada tema en la actividad educativa propone un estiramiento del observador que recibe evidencias con las prácticas basadas en mejorar síntomas somáticos o emocionales ampliando el campo mental de la realidad.

La hipnoterapia clínica apoya la reprogramación de hábitos no deseados y la programación de nuevos hábitos:

- Reconociendo programación – Hábitos no deseados – Reprogramando – Programación de nuevos hábitos.
- Técnicas de relajación progresiva. Autohipnosis.
- Técnicas para el manejo del estrés.
- Técnicas de respiración.
- Visualización creativa e Imaginación

Actividad física

Se trabaja orientado hacia las áreas planteadas en los programas de la OMS que son de interés para las personas de la tercera edad para mantenerse activos y saludables y conservar las habilidades motoras y la capacidad de independencia.

Tipos de ejercicios:

- Ejercicios de resistencia. Aumentar la fuerza.
- Ejercicios para incrementar el fortalecimiento.
- Ejercicios para mejorar el equilibrio.
- Ejercicios para progresar en la flexibilidad.

Referencia de las estrategias de la Organización Mundial de la Salud para actividad física a partir de los 65 años: puede ser de 150 y hasta 300 minutos semanales, realizando actividades moderadas aérobicas, vigorosas aeróbicas o combinadas.

Todos sabemos que la palabra y el efecto del estrés es parte de la vida moderna y que puede ser una respuesta positiva de adaptación que nos protege de algún peligro. Sin embargo, cuando el estrés es mantenido y se convierte en un ciclo largo y repetitivo, puede afectar al organismo considerablemente, deteriorando la salud física, mental, emocional. Podemos sentirnos espiritualmente abandonados, desconectados, impactando de manera negativa en el bienestar y la calidad de vida.

Practicar ejercicio físico es una salida saludable que tiene nuestro cuerpo para disminuir el nivel de cortisol y, por lo tanto, liberarnos del estrés, nos ayuda a sentirnos con más energía, saludables y activos, desactivando variados síntomas negativos.

La actividad física es siempre una acción saludable que el ser agradece en su totalidad. El ejercicio físico orientado profesionalmente y personalizado, de acuerdo con las características de cada cual, es una tarea básica de la educación para la salud y los programas de salud primaria o preventiva para disfrutar y mejorar la tercera edad; esto provoca la integración y la participación cada vez mayor a todos estos programas de bienestar creando una cultura de vivir la vejez con expectativas. Nos apoyamos en los conocimientos adquiridos durante la certificación como licenciado en masaje terapéutico. Además, consultando diferentes fuentes. (Fritz, 2005 y nasa.gov, s/f)

Siempre recordando

La práctica de ejercicios físicos tiene que ser orientada profesionalmente. Es importante conocer la frecuencia, repeticiones, duración, combinación de las modalidades de ejercicios para que se logre con éxito recuperar o mantener mayor flexibilidad, fuerza y volumen muscular, movilidad y la capacidad funcional aeróbica en el adulto mayor.

La *BioGimnasia y Energía* elevan el bienestar del adulto mayor y hace que trasciendan sus beneficios en la familia y su comunidad con aportes educativos.

Ejercicios de resistencia

Ayudan a mejorar la capacidad respiratoria y cardíaca, mejorando el estado de ánimo y aumentando las energías para desarrollar las tareas cotidianas. Previenen la aparición de enfermedades asociadas al envejecimiento, como diabetes, cáncer al colon, enfermedades del corazón, accidentes vasculares y otros.

Aumentar la fuerza

Especialmente en personas que han perdido gran cantidad de su musculatura, pequeños cambios en el tamaño del músculo pueden hacer una gran diferencia en la fuerza. Un aumento en la musculatura que ni siquiera es visible a los ojos puede ser suficiente para mejorar la habilidad para levantarse de una silla o subir escaleras. Los músculos están activos aun cuando dormimos, sus células mantienen el ritmo de trabajo a través del metabolismo. Activarlo cuando estamos despiertos contribuye a mejorar la fuerza.

Ejercicios de fortalecimiento

Construyen sus músculos levantando o empujando peso y aumentándolos gradualmente. Contribuyen a la independencia mediante la mayor fuerza que la persona adquiere, para hacer cosas por sí solo. Mejoran el metabolismo, contribuyendo a mantener el peso y nivel de azúcar en la sangre. También previenen la osteoporosis.

Incrementar el fortalecimiento

Para realizar la mayoría de los ejercicios es recomendable buscar orientación profesional. En los ejercicios de fortalecimiento se necesita levantar o empujar peso, aumentando ese peso gradualmente. Se puede usar peso en las muñecas y en los tobillos. En el hogar se usan envases rellenos con arena o agua, o calcetines rellenos con arroces crudos y amarrados en sus extremos. Hay muchas alternativas para mantener la actividad física, otro ejemplo es con una banda elástica, estirarla con ambos brazos.

Ejercicios de equilibrio

Los ejercicios de equilibrio evitan un problema muy frecuente en los adultos mayores que son las caídas, disminuyendo así el riesgo de fracturas de caderas y otros accidentes. Algunos de estos ejercicios mejoran los músculos de las piernas y el equilibrio. Por ejemplo, practicar ejercicios como pararse en un solo pie.

Mejorar el equilibrio

Los ejercicios de equilibrio ayudan a mantener la independencia y a evitar la invalidez, que a menudo puede aparecer como el resultado de una caída. Se pueden realizar en cualquier momento o lugar y tan a menudo como deseemos, siempre con la precaución de tener al alcance en que apoyarnos en caso de sentir inseguridad. Pararse en un solo pie, alternando. Pararse y sentarse sin usar las manos. Colocar los tobillos frente a los dedos del pie opuesto, en cada paso y deben tocarse o casi tocarse. Existe una estrecha relación entre los ejercicios de fortalecimiento y los de equilibrio; a menudo se pueden practicar ejercicios que sirven para ambos objetivos.

Ejercicios de flexibilidad

Se piensa que ayudan a mantener la elasticidad del cuerpo

mediante la elongación de los músculos y los tejidos, ayudando así a mantener la estructura del cuerpo. También mejoran la autonomía e independencia. Los ejercicios de estiramiento no deben doler y sí proporcionar bienestar a su cuerpo.

Progresando en la flexibilidad

Es necesario conocer los límites del cuerpo. Los ejercicios de estiramiento o elongación nunca deben doler. Ellos permiten poco a poco la mayor libertad de movimientos para realizar diversas tareas cotidianas que a todos nos gustan hacer, como alcanzar y coger de los estantes los alimentos, descolgar del closet la ropa deseada, etc. Los ejercicios de elongación necesitan precalentamiento, solos no mejoran la resistencia o fuerza. Después de practicar regularmente ejercicios de fortalecimiento y resistencia, es que los ejercicios de estiramiento se realizan lentamente hacia la posición deseada y se pueden mantener por 20 a 30 segundos. Relajarse luego y repetir aumenta el resultado de elongación.

Actividad recreativa

Tiene el objetivo de ver el resultado de las acciones educativas y terapéuticas de promocionar el bienestar de la población de la tercera edad.

A continuación, vas a ver un plan de acciones que se proponen para orientar la motivación de las actividades recreativas con la intención de que puedan ser compartidas con la familia y la comunidad. Volvemos a enfatizar que el objetivo es que las personas se habitúen a realizar eventos en el día a día que les permita desde su interior crear para sentir ese bien.

Lo identificamos como: "Ciento y una forma más… para mejorar el día y ciento una razón y más… para celebrar la vida."

1. Celebrar y disfrutar el medio ambiente escuchando el sonido, visualizando, respirando.

2. Sembrando una planta, cuidando de esa vida.

3. Enseña a un niño como el oxígeno está fluyendo gracias a las plantas.

4. Acuéstate pensando en ese lindo amanecer y levántate y asómbrate con su belleza.

5. Espera el atardecer deléitate y siente el olor de la joven noche.

6. Espera que salgan las estrellas e ilumina los pensamientos con tus deseos.

7. La naturaleza te acerca a tu naturaleza interior y al sintonizarse ganas energía.

8. Consume vegetales verdes y jugos naturales sentado en la hierba.

9. Cuida la limpieza de tu medio ambiente y estarás cultivando amor propio.

10. Contempla la diversidad que tienen las flores.

11. Contempla la belleza de sus colores.

12. Ve, acércate y siente su agradable olor, tu sentido del olfato responde.

13. Regálate y Obsequia flores. Ellas realzan tu sentido de apreciación a la belleza y eleva tu autoestima y la de quien las recibe.

14. Una simple rosa es agradable y puede significar un ramo.

15. Florecer el día es la intención.

16. Es una de esas pequeñas y duraderas emociones de la vida.

17. Planifica y ve a una excursión.

18. Tome un paseo por un parque. Siéntese junto a un lago o a la orilla del mar, disfrute de la calidez del sol.

19. Mantente observador de todo el espectáculo que le ofrece naturaleza.

20. Escucha el silencio y la paz que ofrece el sonido del agua con el viento, el choque en las piedras, las aves.

21. Explorar tu entorno y disfrutar de la vista del paisaje a través del agua puede ser una experiencia muy excitante y agradable.

22. Mirar al cielo y observar la variedad de formas en que se disponen las nubes.

23. Da rienda suelta a la imaginación, juega con ellas, identificando rostros, animales, figuras, números

24. Es una actividad que desarrolla la creatividad.

25. Explora en tu ciudad lugares que nunca has estado antes.

26. Celebra la belleza con el don de la sonrisa

27. Se pueden anular pensamientos negativos transformándolos en un espacio positivo.

28. Mientras escuchas una broma piensa con alegría.

29. Acepta que la perfección no es una realidad y disfruta de ti mismo y se feliz con lo que eres y lo que tienes.

30. Ahora sólo hay uno como tú, así que es una buena idea, prémiate.

31. Usa lo que ilumine tu imagen

32. Caminar con la barbilla erguida es sentirte querida por ti.

33. Mírate en el espejo y dite cuanto te quieres y aprecias.

34. Pregúntate qué más puedes hacer para sentirte bien.

35. Ser sistemático haciendo todo lo que te haga confiado y feliz.

36. Mantener una buena comunicación contigo.

37. Se merece la recompensa por todas sus responsabilidades.

38. Vestir bien es una gran decisión. Cuando te ves bien, te sientes bien.

39. Celebra tu familia en familia. Decreta una noche especial para cada semana.

40. Pasa tiempos juntos como una familia, comunícate a diario con los que estén lejos.

41. Aprende sobre la herencia y tradiciones tuyas y las de tu equipo de vida.

42. Juega un juego tradicional que todo el mundo pueda disfrutar.

43. Crea juegos. Es otra posibilidad que anima el ambiente de jugar.

44. Comparte los juegos electrónicos con los más jóvenes y viceversa.

45. Ponte al día con los proyectos de todos en casa, haz que tu ser se sienta grandioso para generar la abundancia y prosperidad.

46. Participa en una obra de ayuda solo con la intención en dar.

47. Di "te amo", "te quiero", "eres muy especial en mi vida".

48. Reprograma los rencores cerrando ciclos para sentir el auto perdón y soltarnos de las bajas vibraciones que provocan estos pensamientos para quien las padece.

49. Envía una tarjeta por ninguna razón especial haciendo de ese día especial para dar y recibir.

50. Es bueno dejar que alguien sepa que él o ella está en tu mente.

51. Llama a alguien que hace tiempo no ves y dile cuánto lo aprecias.

Se siente bien reconectarse entre sí y con otro para hablar y compartir los acontecimientos.

52. Agradecer en ese presente que están construyendo el futuro.

53. Bailar. Enseñar si sabes, aprender si no y bailar.

54. Compartir la música. Escucharla. Saber cuál prefieres. Actualizarte en la música, enriquece al alma.

55. Actualízate en lo nuevo del cine. Sugiere películas, documentales y verlas acompañado te hará más interesante tu comunicación.

56. Celebra la comida, la alimentación y la nutrición. Disfruta de tu comida.

57. Toma tiempo al comer para saborear y diferenciar los sabores.

58. Haz tu propio jardín. Es divertido y puedes hacer crecer tus propias verduras saludables y deliciosas en tus comidas como el orégano, romero o el cilantro.

59. Tener chocolate negro en casa (cacao) contiene antioxidantes y es bueno para el corazón.

60. Cocinar tus propias comidas y experimentar con nuevas especies y platos para crear tu propia obra maestra. Además del sabor, el olor hace que tu casa pueda oler en grande.

61. Hacer una pizza en casa puede ser muy divertido.

62. Participa en una conversación interesante en una cena con un amigo.

63. Hacer lo que amamos diariamente nos facilita levantarnos mucho más fácil.

64. Encontrar una afición que te guste como vibras cuando lo haces.

65. Tomar fotografías es una gran manera para reservarte momentos con grandes recuerdos.

67. Conocer personas nuevas que hacen lo que te gusta. Exprésales tu gratitud.

68. ¡Vivir el presente continuo es ser atento para hacer con intención y tener más momentos de disfrute en el día a día con quien estés, donde estés, con lo que tengas!

¡Estos son los rituales del día, muy conocidos por todos los que me rodean por la influencia que tienen en su BIEN-ESTAR!

Gracias por compartir conmigo estas vivencias. Ahora creo oportuno llegar a la meta de 101 y más. Son parte de la energía que está fluyendo en ti, elabóralas, anótalas, están en tu poderosa creación y experiencias. Muy importante, compártelas con otros y así continuaremos siendo un AVATAR de la salud emocional y el bienestar del mundo.

3

Biogimnasia y Energía focaliza acciones para liberar el estrés

¿Qué podemos hacer para crear el hábito de liberar el estrés?

<u>Primero</u>: ser conscientes que lo podemos identificar. Contamos con un sistema de alarmas que nos hacen sentir, ver, pensar y saber que es momento de *hacer* algo diferente. Esto nos permite manejar y controlar la situación.

El endocrinólogo canadiense, Dr. Hans Seyle, plantea como resultados de sus estudios que solamente dejamos de reaccionar al estrés cuando morimos.

El estrés en los Estados Unidos se calcula que tiene un costo anual de 300 billones de dólares. Esta cifra se relaciona con los trabajadores enfermos, el ausentismo, el bajo rendimiento que afecta la productividad. El recurso humano de una empresa determina pérdidas o ganancias a la misma.

Una prioridad de empresas y empresarios en la actualidad para mejorar la productividad y el desempeño es contratar los servicios de apoyo de coach profesionales y consultores de manejo del estrés

Apoyado en los estudios y la experiencia práctica, como consultora para el manejo del estrés, consideramos de interés ante

43

todo conocer nuestros propios niveles de estrés para apoyar con excelencia a otras personas.

Estos métodos pueden ser utilizados en el proceso de coaching para despertar la comunicación del coachee consigo mismo.

¿Cómo podemos bajar los niveles de estrés? Reconociéndonos y aceptando lo que nos está pasando.

La primera prueba que vamos a utilizar es la publicada en 1988 por los Doctores Sheldon Cohen y Gail Williamson. Con ello vamos a comparar nuestro nivel de estrés teniendo en cuenta un promedio obtenido en los resultados de sus estudios.

Para hombres - 4.2
Para mujeres - 4.7

<u>Ejercicio</u>: Preguntamos, **cuántas veces en el último mes he sentido:**

1. **¿Inhabilidad para controlar cosas importantes en mi vida?**

    Ninguna= 0
    Casi ninguna= 1
    Algunas veces= 2
    De vez en cuando= 3
    Frecuentemente= 4

2. **¿La confianza que puedo manejar mis problemas personales?**

    Ninguna= 0
    Casi ninguna= 1
    Algunas veces= 2
    De vez en cuando= 3
    Frecuentemente= 4

3. **¿Que las cosas me van bien?**

    Ninguna= 0
    Casi ninguna= 1
    Algunas veces= 2
    De vez en cuando= 3
    Frecuentemente= 4

4. **¿Que las dificultades se están acumulando a tal punto que ya no las puedo soportar?**

    Ninguna= 0
    Casi ninguna= 1
    Algunas veces= 2
    De vez en cuando= 3
    Frecuentemente= 4

Luego que contestamos fiel a nosotros podemos comparar los resultados con estas otras personas.

Esta prueba nos conecta con nosotros y nos hace pensar en el *aquí y ahora*, cómo nos sentimos y cómo cuidamos de nuestra salud

En 1967 el Dr. Thomas H. Holmes y Dr. Richard Rahe realizaron un estudio a más de 5000 personas para relacionar el nivel de estrés de una persona con las probabilidades de contraer una enfermedad en el próximo año.

La prueba, que se conoce como la Escala de estrés Holmes-Rahe, es una lista de 43 acontecimientos a los que se les da una puntuación determinada por el nivel estresante que es para una persona que lo padece.

Estimando nivel de estrés:

Lista de 43 acontecimientos	Puntuación
1 -Muerte del cónyuge	___ x 100 = ___
2 -Divorcio	___ x 73 = ___
3 -Separación matrimonial	___ x 65 = ___
4 -Encarcelamiento	___ x 63 = ___
5 -Muerte de un familiar cercano	___ x 63 = ___
6 -Lesión o enfermedad personal	___ x 53 = ___
7 -Matrimonio	___ x 50 = ___
8 -Despido del trabajo	___ x 47 = ___
9 -Paro	___ x 47 = ___
10 -Reconciliación matrimonial	___ x 45 = ___
11 -Jubilación	___ x 45 = ___
12 -Cambio de salud de un miembro de la familia	___ x 44 = ___
13 -Drogadicción y/o alcoholismo	___ x 44 = ___
14 -Embarazo	___ x 40 = ___
15 -Dificultades o problemas sexuales	___ x 39 = ___
16 -Incorporación de un nuevo miembro a la familia	___ x 39 = ___
17 -Reajuste de negocio	___ x 39 = ___
18 -Cambio de situación económica	___ x 38 = ___
18 -Muerte de un amigo íntimo	___ x 37 = ___
20 -Cambio en el tipo de trabajo	___ x 36 = ___
21 -Mala relación con el cónyuge	___ x 35 = ___
22 -Juicio por crédito o hipoteca	___ x 30 = ___
23 -Cambio de responsabilidad en el trabajo	___ x 29 = ___
24 -Hijo o hija que deja el hogar	___ x 29 = ___
25 -Problemas legales	___ x 29 = ___
26 -Logro personal notable	___ x 28 = ___
27 -La esposa comienza o deja de trabajar	___ x 26 = ___
28 -Comienzo o fin de la escolaridad	___ x 26 = ___
29 -Cambio en las condiciones de vida	___ x 25 = ___
30 -Revisión de hábitos personales	___ x 24 = ___
31 -Problemas con el jefe	___ x 23 = ___
32 -Cambio de turno o de condiciones laborales	___ x 20 = ___
33 -Cambio de residencia	___ x 20 = ___
34 -Cambio de colegio	___ x 20 = ___
35 -Cambio de actividades de ocio	___ x 19 = ___
36 -Cambio de actividad religiosa	___ x 19 = ___
37 -Cambio de actividades sociales	___ x 18 = ___
38 -Cambio de hábito de dormir	___ x 17 = ___
39 -Cambio en el número de reuniones familiares	___ x 16 = ___
40 -Cambio de hábitos alimentarios	___ x 15 = ___
41 -Vacaciones	___ x 13 = ___
42 -Navidades	___ x 12 = ___
43 -Leves transgresiones de la ley	___ x 11 = ___

Para estimar estas probabilidades nos indica:

1. Apuntar cuántas veces en el último año sucedió cada evento en nuestra vida.
2. Si fueron más de 4 veces, apuntamos 4.

Medimos los resultados:

Más de 300 puntos = 80 % de probabilidad de enfermedades.

De 200 a 299 = 50% de probabilidad de enfermedad.

De 150 a 199 = 30% de probabilidad de enfermar o tener otro problema serio.

Menos de 150 puntos indica bajo riesgo de problemas futuros.

El efecto psicosomático negativo puede provocar una situación de estrés mantenida y fue parte de mi propia experiencia. A los 27 años viví los miedos de una madre, cuando mi hija por alguna razón se enferma varios días con una fiebre persistente, estaba tan angustiada que sentía tensión muscular y cansancio por las horas de vigilia, la falta de sueño y descanso. Mi estrés fue tan grande que solo pasaron siete días para que se manifestará en mi el estrabismo en ambos ojos. Gracias a Dios lo de mi hija no era nada grave, sin embargo, padecí durante ocho años este síntoma que se resolvió con dos intervenciones quirúrgicas para solucionar de manera reversible este efecto del estrés.

He trabajado durante más de una década con cientos de personas como consultor de manejo del estrés y proponemos en el plan de acción ante todo, que la persona se observe como piensa, que siente, que ve en su entorno para que reconozca los posibles estresores o los síntomas repetitivos que le molestan. Así alertamos a prevenir además el estrés silencioso para cuidar la salud y el bienestar.

Quiero resumir en 5 aspectos los generadores del estrés y reflexionar sobre ello.

1. Nuestra naturaleza fisiológica.

2. El pensamiento y su ambiente mental.

3. Estimulo emocional.

4. El medio ambiente.

5. Las relaciones.

<u>Primer generador</u>

Nuestra naturaleza fisiológica. Todas las necesidades biológicas requieren su porción de energía y cuando no ocurre se inicia el desbalance. Si esto ocurre en un tiempo prolongado, se activan las alarmas para la compensación y aparecen los efectos del estrés.

<u>Ejemplo:</u>

➢ Sensación de hambre o el pensamiento de carencia de alimentos.
➢ Sensación de dolores crónicos, miedo a sentir dolor emocional o físico.
➢ Falta de descanso. Incumplimos en el horario del sueño.
➢ La edad, responsabilidades funcionalidad disminuida.
➢ La actividad física incorporada. Capacidad individual.
➢ La alimentación. Estilo de vida saludable o no.
➢ La hidratación suficiente.
➢ La desintoxicación del cuerpo.
➢ Necesidad del contacto con la naturaleza, sol, aire, el verde y demás colores de las plantas, azul de cielo y el mar.

<u>Segundo generador</u>

El pensamiento y su ambiente mental. Esta parte es la que

consume más de nuestra energía, ya que de ella se genera todo lo que pensamos que somos, hacemos y témenos. Depende de nosotros para sentirnos mejor y liberar el estrés.

Ejemplo:

Si te das cuenta de que estas un poco deprimido. Observa tus pensamientos que seguro están yendo al pasado, entregando una porción de energía a lo que ya no puedes cambiar. Por el contrario, si te encuentras sintiendo ansiedad, fíjate en qué piensas y seguro descubrirás qué estás tratando de controlar el futuro. En ambos casos inhala y exhala rítmicamente y nota tu presencia donde respiras, es allí donde puedes hacerlo todo, se llama presente continuo.

- ➤ El estilo de vida depende de las creencias individuales.
- ➤ La actitud positiva o negativa es una elección. Sin embargo, hay algunas fuentes que pueden incidir en uno.
- ➤ Un ambiente de relaciones tóxicas.
- ➤ Exceso de responsabilidades.
- ➤ Frustraciones.
- ➤ Inhabilidad para la realización personal.
- ➤ Todos estos entre otros pueden influir negativamente en nuestra conducta y generar niveles de estrés.

Tercer generador

Estímulo e impulso emocional. El 85% de nuestro éxito depende de la inteligencia emocional, por encima de la inteligencia intelectual que se define de un 10 al 20%. La autoconciencia de poder gestionar efectivamente las emociones cuando estas vienen. Podernos expresar con control, trabajarlas para que nos devuelvan resultados positivos, es un recurso para mantener nuestra armonía interior y nuestro mundo exterior.

Existe una relación entre el segundo y tercer generador del

estrés porque sabemos que la emoción es un estímulo y, a la vez, una representación de lo que percibimos desde nuestro mapa de pensamiento con las sensaciones que le imprimimos en el momento de programarlas.

<u>Ejemplos:</u>

La tristeza la encontramos en:

➢ Desmotivación.

➢ Mal ánimo, apatía.

➢ Poco o ningún sentido del humor.

➢ La ira.

➢ Respuestas hirientes, provocadoras.

<u>Tercer generador:</u>

Los miedos:

➢ Ocupándose todo el tiempo y hablando de noticias con tonos emocionales de preocupación y fatalismo.

➢ Evitar la socialización.

➢ Actitud pesimista.

Los comportamientos de las personas manifiestan su poder de gestión emocional. Hay personas que se mueven como el péndulo, pueden estar pensando y sintiéndose muy positivos y en pocos minutos puedes observar que ya están enlazados con la negatividad. Son mas vulnerables al estrés. Porque la inteligencia emocional define el 90% de la actitud ante la vida.

<u>Cuarto generador</u>

El medioambiente. Depende del nivel de adaptabilidad de cada individuo. Sin embargo, es muy importante, porque la adaptación se concibe como un proceso vital. Una situación de inadaptabilidad, tanto en el hogar como provocada por la naturaleza del país o continente, puede provocar un estrés severo y hasta la muerte.

Hemos definido este generador del estrés en dos puntos importantes:

1. El ambiente inmediato del hogar. La temperatura alta o baja, la poca oxigenación, la mala iluminación, la ambientación recargada de objetos y el desorden. La falta de higiene, el exceso de humedad, proliferación del moho. Condiciones de arquitectura en peligro de derrumbe o rotos. Violencia doméstica. Exceso de ruidos.

2. El ambiente determinado por el clima. Temperaturas muy calurosas o muy frías. La presión atmosférica muy alta o muy baja. Además de los sonidos muy ruidosos y sistemáticos. Contaminación del aire.

Quinto generador

Las relaciones en toda la expresión. Las relaciones personales y nuestro estilo de vida nos dan la información de las creencias o programaciones que tenemos.

Conocemos un dicho popular que dice, "enséñame como vives y te diré como piensas". Todos los comportamientos los creamos, así nos proyectamos al mundo para socializar y recibir la respuesta de satisfacción a una necesidad que tememos y es la de pertenecer a un grupo.

El despertar consciente del ser para ser lo identificamos como crecimiento personal. El ser como ser social busca acomodar su modelo con otros modelos semejantes para su realización. Este proceso de acomodamiento, ya sea positivo de éxito o negativo de inadaptabilidad, puede generar altos niveles recurrente de estrés.

<u>Ejemplo:</u>

- ➢ El casamiento. Adquirir una relación de intimidad. Nuevas responsabilidades en pareja.

- ➢ Relaciones de trabajo que pueden ser muy afectivas sin embargo a distancia. O puede haber dependencia para el logro de una meta y esto provoca tensiones.

- ➢ Adaptación a un nueva ciudad o país, las leyes, regulaciones del tráfico, las comidas, el idioma, entre otros.

Aprender a reducir los niveles de manera que podamos prevenir los efectos negativos que implica la pérdida de energía suficiente para emprender la creatividad cotidiana.

Crear el hábito de reducir los niveles de las hormonas del estrés refuerza el potencial positivo del sistema inmunológico y por lo tanto mantenemos activa la defensa natural.

Cuando ocurre lo contrario, es decir, el estrés es mantenido, aparecen síntomas y enfermedades oportunistas. La piel es uno de los órganos, por ser el más grande, que generalmente manifiesta alteraciones con brotes de acné severos, eccemas. Las personas que tienen enfermedades crónicas como la diabetes, la hipertensión arterial puede en caso de estrés agudizar esta condición con las adicciones al alcohol, al tabaquismo, a comer en exceso o no comer. Estos pueden ser generados por depresión o ansiedad. Estos comportamientos nos pueden alertar para ser más conscientes de nuestro cuidado y, sobre todo, para darnos cuenta de cómo nos sentimos con nosotros y qué tal está nuestro amor propio. Desde el punto de vista de ser consciente es valioso notar nuestra presencia, saber qué estamos buscando. Si estás en alguna de estas situaciones y ya llevas algún tiempo, enciende las luces, quita el parking y muévete al rumbo contrario. Cuando despiertas en una situación parecida a estas descritas es que ya aprendiste cómo te puedes sentir de ese lado, ahora decide y elige: ¿permanezco en este rumbo o mi mapa desea otra ruta para sentir bienestar? Es precisamente de esto lo que se trata cualquier condición que vivimos, creamos un mundo que nos recrea lo que necesitamos aprender y de alguna manera buscamos en ello refugio y sentirnos bien, aunque un día despiertas y te dices "Esto que hace un minuto yo hacía, no lo quiero más". Entonces, vas en busca de eso otro que le da sentido a tu bienestar.

Educarnos en hábitos que nos ayuden al manejo del estrés se convierte en un activo para la prosperidad porque nos da ganancia de energía, nos permite sentir bienestar y elevar nuestra creatividad. Reducir los miedos a las enfermedades crónicas y sus síntomas agudos, disminuye los riesgos de infartos cerebrales o cardiacos. Todo ello nos hace sentirnos seguros, optimistas y confiados de una vida de crecimiento, enfocados en lograr resultados y confiados que en cada momento estamos despertando, desaprendiendo y configurando nuestro mapa sin apego al anterior y con la ligera sorpresa que estás esperando en cada minuto ser y sentirte mejor.

Cuando estamos atentos a buscar la reconexión con la naturaleza, estamos permitiéndonos que se active nuestra propia naturaleza. Se crea una danza energética favorable porque la fuente de la que estamos tomando esa vibración energética es mayor, por eso en poco tiempo empezamos a sentir calma. La mente y el cuerpo se pacifican recuperándonos y lo vemos con un estado emocional positivo. Sabemos que cuando observamos una vista natural como esta, recibimos un estímulo visual que, inmediatamente en respuesta involuntaria, nos hace inspirar profundamente y expresarnos con sonidos de alivio y gozo. Son muchos los síntomas físicos, mentales y emocionales que pueden ser eliminados con el hábito de practicar estados de serenidad, además que ayuda a disfrutar más de los momentos de la vida y tener mejor control para gestionar las dificultades.

¿Cómo podemos reconocer el estrés?

En 1970 Mc Grath ofreció una definición que está dentro de las más aceptadas.

El estrés ocurre cuando hay un desbalance entre la demanda ambiental impuesta sobre un organismo y su capacidad de respuesta a la misma.

Es decir, el organismo no puede mantener o manejar el equilibrio entre lo que le demanda su mundo exterior y lo que realmente su capacidad le permite.

Veamos el estrés en diferentes perspectivas.

El estrés que provoca hacer un examen, un incidente o accidente. Este es de corta duración y se conoce como estrés agudo.

El estrés que nos puede provocar el exceso de tráfico y la demora para llegar, tener que cocinar para otras personas que dependen de nosotros. Los ruidos en exceso o por largo tiempo, este estrés es crónico porque se suma con la repetición.

El estrés puede ser específico, por una situación que, aunque es transitoria, da miedo. Ejemplo, viajar en avión. Alturas, movimientos de caída y altura en un parque de diversión. Discusiones con la pareja. Enfrentar al jefe, pedir un aumento de salario, entre otras.

El propósito del estrés puede ser muy conveniente cuando es un motivador que nos lleva a encontrar nuevas soluciones y hacer cambios que mejoran nuestro entorno y vemos otras oportunidades de mejor adaptabilidad.

El estrés nos puede salvar la vida en momentos de emergencia, porque activa fisiológicamente nuestros mecanismos de defensa.

Teniendo en cuenta que pasamos gran parte de nuestra vida pensando. Los estudios científicos determinan unos 60.000 pensamientos diarios, de ellos la mayoría son negativos y repetitivos. Viviendo hipnotizados con la mente en el pasado o en un futuro incierto que no se crea por estar desfasado en el tiempo. Es importante despertar la intención de nuestra mente para vivir y crear en el presente. Los síntomas se manifiestan en el comportamiento y los estados emocionales. Además de manifestaciones y padecimientos físicos.

A continuación, vamos a nombrar algunas señales que nos pueden dar el alerta para tomar acción:

- Tomar bebidas alcohólicas. O bebidas que contienen elevada cafeína.

- Fumar.

- Desconcentración, pérdida de memoria, dificultades para decidir.

- Evitar la compañía de otras personas.

- Irritabilidad, mal genio, explotar en la mínima contrariedad.

- Poco apetito o comer en exceso, sobre todo dulces.

- Poco o ningún sentido del humor.

- Depresión.

- Cansancio sin realizar actividades físicas.

- Tristeza.

- Consumo de medicamentos psico-activos o drogas ilegales.

- Baja autoestima.

- Ataques de pánico.

- Problemas respiratorios agudos.

- Insomnio.

- Presión alta, palpitaciones.

- Ulceras, indigestión, diarreas, estreñimiento.

- Contracciones musculares, dolores frecuentes en la cabeza y espalda.

- Problemas en la piel.

De alguna manera cuando somos consciente que estamos en presencia de estados repetitivos, que nos demuestran alguno de estos síntomas, podemos hacer un cambio inmediato en la rutina para recuperar nuestro balance. En ocasiones la situación se agudiza por no prestar atención. Cuando hacemos algún pequeño cambio en la estrategia de las tareas u obligaciones. Como por ejemplo aprender a delegar y dejarnos ayudar, comprar por internet utilizando todas las ventajas y así ahorrar de nuestro tiempo para otras actividades de interés personal para la recreación.

Te propongo, a continuación, acciones fáciles y al alcance de todas las personas, independientemente del estilo de vida, edad, profesión y que nos ayudan a revitalizarnos.

Relajación. Aprender la auto-relajación disminuye considerablemente los efectos del estrés. Al disminuir los niveles de adrenalina que, a su vez reduce el estrés del sistema cardiovascular disminuyendo la presión sanguínea, podemos controlar mejor la respiración, la tensión muscular y los procesos digestivos se relajan. El sistema inmune es más activo por lo que somos menos susceptibles a las enfermedades.

Técnicas para la relajación

Podemos practicar cualquier técnica que nos conduzca en efecto a la relajación de nuestra mente y cuerpo. Todo depende de lo que mejor nos funciona, puede ser tirado en la cama, en una manta en el suelo, acostado encima de la yerba o la arena. Algo muy importante es que sea un lugar ante todo seguro, luego que pueda evitar interrupciones durante ese tiempo que decida relajarse.

Hay personas que le cuesta poder lograr despiertos estos estados de tranquilidad, sin embargo, aprendiendo más de la siguiente acción es eficaz lograrlo.

Coaching para mejorar la respiración. Es parte del plan de acción de la *BioGimnasia* para el manejo del estrés y se enfoca en educar primero para aprender.

1. Reconocer la respiración inconsciente.
2. Control de la respiración consciente.
3. Practicar ejercicios de respiración consciente.

Dar testimonios de los resultados. Comenzamos con preguntas que inducen al diálogo interior:

¿Estuviste respirando en los últimos 30 segundos?

¿Estabas pensando si respirabas dos minutos atrás?

La respiración normal es inconsciente y automática

¿Tú que crees de respirar constantemente sin pensar que lo haces?

Si faltara oxigeno se produce de inmediato un estímulo respiratorio. La respiración ocurre al inhalar por la nariz el vital aire con oxígeno para que llegue a los pulmones.

La respiración por la nariz es más sana porque el aire al entrar se calienta en las fosas nasales, las mucosas lo humedecen y purifican. Los vellos de la nariz capturan las partículas de suciedad y permiten expulsarlas.

Exhalar por la boca nos permite liberar gases como el CO_2 para ampliar la capacidad de los pulmones. Sin embargo, cuando realizamos actividades que requieren del esfuerzo físico la necesidad de oxigeno aumenta, el cuerpo requiere una mayor cantidad de aire y lo consigue respirando por la boca. Ese aire entra a los bronquios frío, seco y sin filtrar, lo que puede ser perjudicial para el sistema respiratorio a largo plazo.

Cuando al nacer se les da la nalgada a los bebés y lloran es para activar precisamente la respiración aeróbica. La respiración es un signo de vida, la respiración es controlada por el centro respiratorio que está situado en el bulbo raquídeo. En todos los vasos sanguíneos hay receptores que miden constantemente el contenido de oxígeno y dióxido de carbono de la sangre.

La respiración puede además manejarse con la voluntad y se conoce como respiración consciente.

Coaching para mejorar la respiración

El conocimiento y la aplicación del control consciente de la respiración requieren de la concentración. Las técnicas de respiración ayudan a disminuir los síntomas de ansiedad, los ataques de pánico, la depresión, la irritabilidad, fatiga, tensión muscular, etc.

Podemos mencionar ejercicios de respiración controlada y la respiración retentiva. Ambos pueden practicarse antes del ejercicio de respiración alternada. Se conoce como el más completo y proviene de los yoghis.

Respiración controlada

La práctica del conteo del 1 al 3 cada vez que inspiramos y de nuevo cuando expiramos del 1 al 3. Cuando ya hemos practicado lo suficiente como para aprenderlo, pasamos al conteo de la inspiración del 1 al 4 y lo mismo con la expiración. De esta manera seguimos aumentando hasta que el ritmo es lento y regular para los dos procesos.

Respiración retentiva

Es más avanzada por lo que es conveniente practicar la controlada primero. Esta respiración requiere de una inspiración profunda y lenta para llenar los pulmones retener el oxígeno en los pulmones por 10 segundos, luego expulsamos el aire por la boca y repetimos la retención del aire en los pulmones por 10 segundos. Podemos con la práctica repetir hasta 60 segundos. Esta respiración se conoce como retención positiva y se recomienda practicar la retención negativa que se siguen los mismos pasos anteriores y se retiene el aire fuera de los pulmones por algunos segundos tras una exhalación profunda.

Es recomendado por los maestros del arte de la respiración practicar por varias semanas estos ejercicios para entonces comenzar con la respiración alternada.

La posición de los dedos índice y el del medio sobre la frente, y además utilizar el dedo pulgar y anular para cerrar los orificios nasales alternadamente. Puede practicarse con cualquiera de las manos. Con la mano derecha en la frente presionamos la narina derecha con el pulgar, inhalamos lenta y profundamente por la narina izquierda, a continuación, se suelta la narina derecha y presionamos la izquierda con el dedo anular, exhalamos por la narina derecha. Las repeticiones deben ser de 5 a 7 veces al inicio, luego se cambia de mano y se repite de la misma forma el proceso.

Es beneficioso para el alivio de dolores de cabeza y la tensión causados por el estrés. En situaciones de esfuerzo físico podemos aplicar el hábito de respirar que hace la diferencia saludable, poder respirar por la nariz.

Se logra cuando estamos atentos a los beneficios que nos reporta:

La respiración se puede manejar a voluntad y muchas personas lo hacen, preguntar:

¿Tú crees que puedes inhalar y expirar al mismo tiempo?

Demostración:

- Se utiliza un vaso de agua transparente.

- Se le coloca dentro un papel adsorbente.

- Se sopla a medida que hace burbujas en el agua por el aire que expiramos, que estamos reteniendo en la boca y que está inhalándose por la nariz. Es decir que ocurre simultáneamente y se le llama respiración circular. Se emplea en casos muy específicos para tocar instrumentos musicales.

- Se utiliza un globo que vamos a ir inflando poco a poco para de la misma forma ver el proceso de respiración consciente y controlada.

- En la meditación se ejercitan otras formas de respiración consciente. Se hace más lento el ritmo y se inspira más profundamente sobre todo en el abdomen, lo que relaja y produce una sensación de paz.

- Para la relajación progresiva o la autohipnosis se utiliza como guía para la concentración, la atención al sonido de la respiración, alternando con pasos de repeticiones respiraciones conscientes.

Respiración consciente

El ejercicio de respiración guiado por nuestra atención es un camino que nos conduce sin atajos a la relajación de la mente y el cuerpo, dotándonos de una lista de beneficios a nivel celular. Si la célula es la expresión de la vida, entonces es una forma de querernos cuando damos más vida oxigenándonos.

La respiración es una función automática e involuntaria, sin embargo, podemos conscientemente realizar la respiración de manera controlada y es así como nos permite, en poco tiempo, restablecer el balance en nuestro cuerpo y liberarnos del estrés mantenido.

La posibilidad de aprender ejercicios de respiración y practicarlos nos aporta beneficios interesantes y muy saludables: normalmente respirando en automático, utilizamos una tercera parte de la capacidad de nuestros pulmones, por lo que mantenemos bajos los niveles de dióxido de carbono, que es necesario para mantener la acidez de la sangre y, además de esto, no deja que los elementos tóxicos sean expulsados. Es un efecto negativo, en los nervios y los músculos, que produce cansancio crónico, palpitaciones y ataque de pánico.

Practicar la respiración profunda y a la vez lenta nos permite oxigenar todos los tejidos, fortalece nuestro corazón, regula el pulso y nos permite lograr estados muy saludables de relajación a través de la concentración de nuestra atención en el sonido de la inspiración o expiración.

El proceso de oxigenar mejor nuestro cerebro es importante, este órgano especial, que constituye el 2% del peso corporal total, recibe el 15% del gasto cardiaco y consume el 20% del oxígeno requerido en ambos casos por el cuerpo en reposo. Es interesante conocer que más de un cuarto de la glucosa consumida por el cuerpo es usada por el cerebro. El cerebro es además un conservador de energía.

Ya estamos más conscientes de que el oxígeno que inspiramos conscientemente eleva la eficiencia de nuestra biología, devolviéndonos salud.

La relajación y la respiración consciente son directamente proporcionales para reducir la tensión muscular.

Los músculos, en respuesta al estrés que agota la mente y el cuerpo, se contraen produciendo problemas que afectan la postura y el funcionamiento saludable del cuerpo.

Conocer y practicar acciones para ayudar a la relajación muscular es una herramienta que nos puede evitar días de dolor e inmovilidad.

En algunos casos podemos resolver con la hidroterapia. La flotación en piscina de agua tibia con sales y minerales. Siempre consultando antes con su médico o el profesional de la salud que nos atiende.

Acción antiestrés de masaje

El masaje es una de las vías más rápidas para la relajación y liberación de tensiones y alivio de dolores, es complemento de otras terapias. El efecto físico importante es que se estimulan las terminaciones nerviosas sensoriales de la piel las cuales transmiten el mensaje al sistema nervioso central, el cerebro responde enviando endorfinas que en efecto inducen un estado de bienestar que favorece el balance fisiológico saludable y se libera el estrés.

La reflexología. Tanto los pies como las manos se consideran los espejos del cuerpo, en ellos se encuentran puntos reflejos que sirven de canal de energía que algún momento pueden estar bloqueado. Esta especialidad de masaje crea el efecto del flujo energético saludable, desbloqueando para la liberación de toxinas en el organismo.

Acción de auto masaje

Podemos sentir el efecto saludable del masaje físico haciéndonos algunas modalidades. Por ejemplo, masajear nuestras manos y pies, los dedos, los hombros, las piernas, para activar la circulación, siempre de manera gentil. Consultando con su médico.

Tenemos que ser responsables en conocer que no podemos masajear las llamadas zonas de peligro de nuestro cuerpo. Ni tumores o zonas inflamadas, con dolor, lesiones. Las personas convalecientes de enfermedades o recibiendo tratamientos pre o post operatorio. La consulta con nuestro profesional de la salud es esencial.

El alivio del estrés nos induce a dar atención a aquellas técnicas que nos permitan la ganancia de energía vital.

Vemos diversidad de prácticas que, en las últimas décadas, se han hecho muy populares en Occidente y que atraen a muchas personas interesadas. El Yoga, el Thai Chi.

Liberar el estrés relajando nuestra mente y en balance con nuestro ser, espíritu o alma.

La acción de meditación nos habilita del control de la mente para mantener la serenidad y armonía en nuestra vida. Las personas que meditan regularmente son más eficientes para manejar su tiempo y energía y además son menos ansiosos. Incrementa la circulación, elimina el insomnio. El cuerpo está más relajado, reduce la presión sanguínea y las pulsaciones y disfrutan de todos los beneficios de poder liberarse del estrés negativo.

Existen varios tipos de meditación, aunque todas tienen el propósito de aquietar la mente, los pensamientos y dirigir la concentración de la atención para lograr paz y calma.

La meditación se induce con la focalización de la atención y el ritmo de la respiración consiente.

Un objeto, la llama de una vela, una flor, un mándala o el mantra "Om".

La meditación puede ser activa a través de ejercicios como el Thai Chi, nadando o caminando se puede focalizar la mente relajarnos y energizar nuestro cuerpo.

Consultar con tu doctor antes de comenzar alguna forma de meditación es conveniente si tienes algún historial de desórdenes psiquiátricos.

La visualización es una técnica que se apoya en la imaginación. Puede ser guiada como herramienta de terapias, es muy utilizada para la relajación y el manejo del estrés, la motivación, la autosugestión positiva para eliminar miedos y fobias. Los atletas visualizan sus éxitos antes de ocurrir y para elevar sus rendimientos. A través de la visualización podemos hacer una película con las imágenes de nuestros pensamientos, sentir los sonidos, los olores. Podemos utilizar pensamientos positivos para restaurar, mejorar y mantener buena salud.

BioGimnasia y Energía motiva a sus participantes a utilizar la fotografía para practicar la visualización creativa.

Orientamos los siguientes pasos.

Paso # 1. Observa poco a poco a tu alrededor el paisaje de la naturaleza. Respira suave y profundo por la nariz y expira. Imagínate tus ojos como esa cámara que toma todas las imágenes de esta vista panorámica.

Pas # 2. Ahora detente en un punto donde elijas enfocar tu mirada al centro.

Paso # 3. Concentra tu atención al lado izquierdo por un minuto. Respira y lleva tu atención al centro.

Paso # 4. Concentra tu atención al lado derecho por un minuto. Respira y lleva tu atención al centro.

Paso # 5. Da la vuelta y repite el mismo ejercicio.

Paso # 6. Ahora elige que deseas visualizar y dejar en una foto.

Paso # 7. Haz la foto en diferentes perspectivas jugando con uno de los componentes de la imagen.

Paso # 8. Observa el resultado. ¿Qué piensas? ¿Qué sientes? Ahora de cualquier manera. Prémiate con gratitud y amor por permitirte esta oportunidad. Recuerda que el presente es continuo y que en cada momento tenemos la opción de hacer algo nuevo o mejorar lo que ya sabemos. ¡Atrévete y verás que bien te sientes contigo!

Sugerimos guardar las fotos, compartirlas con la familia y amigos. Es un incentivo para socializar de manera amena y positiva.

La fotografía es un método que hemos aplicado dentro del plan de acción desde su inicio, porque pensamos que es una manera de socializar con la intención de reforzar la autoestima. Un tema que tuve que mejorar trabajando en mi propia aceptación y que sé que cuando nos liberamos de todas esas suposiciones, nos sentimos más ligeros y empáticos con el mundo que nos rodea. No todas las personas aceptan retratarse, muchos con objeciones a esta edad de no quererse ver, piensan que quedan siempre mal y otros prejuicios y autocriticas. Ahí estuve yo, por eso sé que se siente. Apoyamos con paciencia a las personas. Poco a poco con una dinámica que respeta la opinión individual avanzamos en la meta de la cual la persona decide participar en su momento. Se les deja abierta la posibilidad que se acepta su opinión de ahora y en cualquier momento si la cambia también.

La experiencia durante 8 años es que la persona decide unirse a la foto tradicional y habitual del grupo. La costumbre es al finalizar cada encuentro. Digo "Vamos a poner a la actividad de hoy nuestro lazo dorado de gratitud, aprendizaje, amistad, amor, bienestar y bendiciones". En todos los casos que la persona se suma a este momento, atraída a la vibración alta y positiva de los demás, sin importar lo que creía hace un rato atrás y lo que va a seguir creyendo de sí mismo, hasta que decida. Lo que sucede es que solo hay un pensamiento a la vez y en ese momento el deseo de bienestar es el pensamiento que gana movido por la emoción de alegría que se está visualizando.

Todo un grupo de 25 personas listos acomodándose, sonriendo, para grabar su historia. Explico siempre que el plan de acción de *BioGimnasia y Energía* surgió como el efecto positivo o invertido de búsqueda de bienestar para evadir el dolor, angustia y culpa por separarme de mis padres; baja autoestima, estrés, depresión, el sentimiento de pérdida del emigrante.

Entonces, puede ocurrir que te cambie la vida y te ofrezca una perspectiva, como a mí, para eliminar inhibición y estimular la visualización, la creatividad. El camino con la guía de Dios me ha enseñado que efectivamente el método funciona para reforzar el bien en otras personas. Vemos que se ponen metas de querer buenas fotos, compartirlas entre ellos, dar opiniones mientras lo hacen diciendo cómo pueden quedar mejores. Hay personas que se han dado cuenta que les gusta y se destacan con toda la disposición. Otros se ocupan de aprender más de ese tema. Hay quienes editan antes de compartir. Se ha logrado que sean conscientes que tienen a la mano un medio al que en la actualidad la mayoría puede acceder, que es su teléfono móvil. La realidad tecnológica nos dice que este medio de comunicación ya es más que eso, es parte de la integración a la sociedad, para el entretenimiento, el aprendizaje.

Las personas de este programa agradecieron este aprendizaje y entrenamiento, para ellos habitual, porque les sirvió de apoyo en tiempos no previstos de aislamiento social por la pandemia COVID-19. Es la manera fácil, segura y muy saludable. Sabemos que la fotografía y los videos cotidianos de *BioGimnasia y Energía* hoy están por si solos logrando los efectos saludables que refuerzan la memoria de 8 años y más y de miles de momentos

La experiencia en esta acción se nos ha demostrado con archivos personales que comparten los biogimnastas a través del chat del programa.

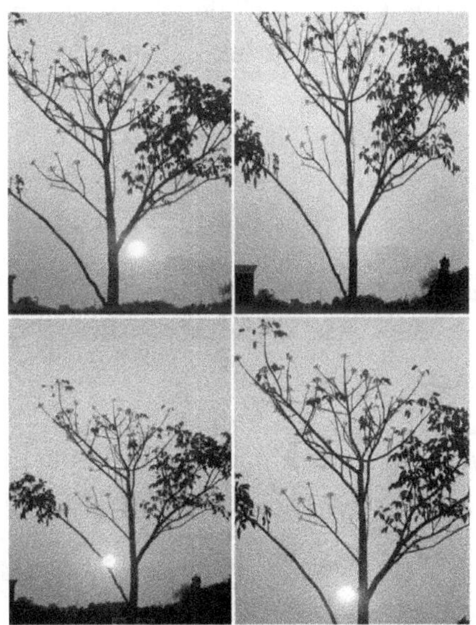

Fotografía que ejemplifica la visualización creativa

La hipnoterapia clínica

Es una práctica que apoya a las personas para liberar el estrés y aliviar dolores. Eliminar el hábito de fumar y para bajar de peso, mejorar la memoria y la concentración. El rendimiento en el estudio y el deporte, eliminar el insomnio, miedos y fobias y muchos de sus síntomas y que pueden agudizar enfermedades crónicas. Asimismo, si desean resolver diversidad de síntomas emocionales y psicosomáticos. Es una práctica segura, con resultados rápidos y duraderos.

La relajación de la mente y las sugestiones positivas apoyan el proceso de hacer para mejorar.

Todas las personas con cualidades mentales saludables pueden practicar la autohipnosis, ya que la hipnosis es una propiedad natural de la mente del ser humano y de algunos animales. Es una alta concentración de la atención. Sin embargo, la persona tiene control total y está consciente, incluso se plantea que, en caso de un incendio, una persona que este practicando autohipnosis reacciona más rápido al llamado que otra que no lo estuviera.

La autohipnosis es un proceso de auto-relajación progresiva que favorece la liberación del estrés, el alivio de dolores, eliminar hábitos no deseados y la programación de nuevos hábitos. Puede ser aplicada en personas que padecen epilepsia, psicosis, desordenes o depresión severa, siempre y cuando sea consultado primero con un profesional de la salud competente.

La hipnoterapia clínica, como intervención terapéutica, se apoya de técnicas. Estas son: la respiración consciente, la relajación progresiva, la autohipnosis, las afirmaciones y la visualización.

Todas estas técnicas son parte o están relacionadas con la

meditación. La autohipnosis es la atención profunda y consciente para lograr una mente clara, tranquila y enfocada para mejorar.

La calidad del sueño. Es una alerta que nos puede indicar cómo está la salud. Preservar la adecuada cantidad y calidad de sueño es una necesidad biológica.

Cuando llegamos a la cama en el horario de sueño, que generalmente es en la noche, hay un factor que nos puede ayudar mucho y es estar cansados físicamente. Esto se logra por supuesto con actividad física. Si realizamos algún tipo de ejercicio o deporte y este nos hace sudar mejor aún, porque es una manera de liberar naturalmente el estrés. Las personas que aprenden que en este horario solo nos queda dormir para recuperar energía, porque no podemos resolver ningún problema o pensamiento que nos esté dando vueltas. Entonces, hay métodos conscientes que podemos practicar para mejorar el sueño cuando el cuerpo no está lo suficiente cansado y la mente sigue alerta con todo tipo de asuntos. Es el momento de incorporarnos y no forzar el sueño, en YouTube podemos encontrar técnicas de auto relajación guiadas en audio muy eficaces. Recomiendo los audios de Louise Hay. Practicar ejercicios de respiración consciente, concentrando la atención en el rastreo de la posición de tu cuerpo y la postura para relajarte. Seguir la atención del ritmo de la respiración utilizando 3 pasos y tres conteos diferentes para cada paso. Esto te distrae la mente y evita otros pensamientos. Yo lo aplico y logro el resultado esperado, dormir profundamente.

1. Inhalo, GRACIAS, GRACIAS, GRACIAS, GRACIAS, contando 4 pasos.

2. Retengo en los pulmones contando hasta 7 y voy sintiendo mi cuerpo. Me acomodo nuevamente, siento como está mi cabeza apoyada y estiro suavemente mis brazos, abriendo y

cerrando mis manos hasta dejarlas abiertas y descansadas a ambos lados de mi cuerpo.

3. Luego, exhalo en 8 pasos. Acomodo mi espalda, estiro y contraigo mis piernas hasta acomodarlas.

4. Repite sin ponerte metas, solo inhala, retienes en los pulmones y exhalas. Siempre me quedo dormida, claro sin darme cuenta. Al otro día me pregunto cuántas veces lo repetí, me acuerdo de alguna vez en la segunda y a veces en la tercera estar atenta, sin embargo, cuando no te ocupas de esto ya estás en alfa camino a theta, en estado de sonambulismo, como se le conoce.

El poder de la relajación está en nuestra mente, cuando somos conscientes de ello nos liberamos con facilidad de las tensiones, pensamientos agotadores y podemos inducir las ondas a partir de la vigilia beta a alfa, es como aligerar el camino para entrar en theta y finalmente delta, que son las ondas cerebrales más profundas. Ahí está el sueño profundo. Así es como logramos sentir el cuerpo descansado y una mente despejada. Al despertar tienes que sentirte energizado, por ello te recomiendo que inhales y digas GRACIAS, GRACIAS, GRACIAS. Recién abras tus ojos notarás tu presencia que se prepara para recibir la vida de hoy.

El sistema inmunológico de cada persona responde fisiológicamente diferente, decimos que cada persona es única. Sin embargo, por otro lado, pensamos en el efecto que crea la práctica de técnicas de relajación, los ejercicios de respiración consciente o algún tipo de meditación que generalmente vemos que son comunes para la mayoría de las personas; por ello se pueden aprender y se recomiendan si sabemos que benefician la salud de manera integrada. Es decir, que el sistema inmune de cada persona se puede fortalecer transformando la vibración energética en la que vibra utilizando estos métodos. Todo depende de cada uno lo que elige para interpretar su mundo, la autogestión emocional, su apertura a cambios e ideas diferentes. Nosotros compartimos experiencias profesionales y personales avaladas por los estudios que corresponden a cada tema.

Todos los conceptos que hemos mencionado en este capítulo son las técnicas más empleadas para apoyar los resultados que cada persona elige para su bienestar.

BioGimnasia y Energía hace su intervención con cada una para apoyar con excelencia los resultados que buscan todas las personas, sentir bienestar, ganar energía y reducir los miedos a las enfermedades y a morir.

Existen cientos de acciones antiestrés que podemos sumar a las anteriores, sin embargo, quiero hacer referencia a:

La aromaterapia

Tiene orígenes antiguos, por su utilidad para tratar enfermedades. Esta terapia se apoya en el uso de aceites esenciales destilados de las plantas, flores y raíces cuyos aromas son utilizados para promover la salud y la relajación. Como alternativa de uso médico Se aplica para favorecer la ambientación, la memoria asociada a estos olores puede en un momento de estrés servir de anclaje para liberar estados de ansiedad o depresión, alivian dolores y tensiones musculares, así como ayudan al sueño profundo y relajado, descongestión del sistema respiratorio. Podemos mencionar en nuestra experiencia el uso de la lavanda, el eucalipto, la naranja, el limón, entre otros.

- Música de relajación con los sonidos de la naturaleza.
- Los ejercicios físicos en contacto con la naturaleza. Nadar, caminar, montar bicicleta.

- Las terapias alternativas como el Reiki.

- La filosofía Feng Shui a los hábitos saludables para la organización del hogar y la circulación de la energía de la prosperidad.

- Planear la vida de cada día. Revisar el progreso diario de lo previsto en la noche y continuar a planear el día siguiente.

- Programar actividades de recreación para cada día, animándote a crear rituales cotidianos que incrementen la energía positiva y la gratitud en tu vida presente.

- El plan de realización personal vigente con el objetivo, las metas programadas en tiempo y con todos los recursos posibles para lograrlo, así como el premio que se va a recibir en cada paso.

4

Mindfulness

Una práctica milenaria y hoy muy de moda, conocida como *Mindfulness*, es de origen budista y se basa en un estilo de vida que muchas personas prefieren para mejorar su bienestar y calidad de vida. Es considerada una filosofía de vida.

En *BioGimnasia y Energía*, a través de diferentes acciones, queremos crear el hábito de notar nuestra presencia aquí y ahora, para vivir habitando el presente, disfrutar los resultados que queremos para sentir bienestar.

Ofrecemos apoyo con diferentes técnicas fáciles, como hemos mencionado, que permiten poner en marcha este hábito. Un ejemplo es la autorelajación, con la guía de una relajación progresiva que se puede aprender de manera guiada y luego se puede hacer utilizando la concentración de la atención. La autohipnosis es además un proceso de autorelajación profunda que nos permite, de manera consciente, profundizar esta conexión con nosotros mismos para entendernos mejor. La enseñanza y práctica de estas técnicas propician un entrenamiento para lograr alguna técnica de Meditación. Hay variedad de estilo y cada persona utiliza con el que se siente mejor.

El *Mindfulness* lo podemos definir como la plena conciencia, es la focalización de la atención en el momento presente, atentos del *aquí y ahora*, es un método de concentración aceptando todo como es, sin juzgar los pensamientos, ni tratar de cambiar nada, simplemente concentrarnos en nosotros y en todo lo que nos rodea, sin prestar atención a las distracciones. Observamos, como con el lente de una cámara, pero conscientes, sintiendo nuestra presencia, manteniendo la calma y la claridad del momento.

Esta práctica está considerada por estudios científicos como de relevantes beneficios para reducir el dolor, las hormonas del estrés, los síntomas de ansiedad. Es un excelente recurso para gestionar emociones, para mejorar la memoria y la concentración.

El objetivo de este método es lograr un profundo estado de consciencia; para practicar el *Mindfulness* nos podemos apoyar de diferentes técnicas como la respiración consciente, la meditación, el escaneo corporal y el Yoga.

El *Mindfulness* es un hábito que únicamente se adquiere por repetición, entrenándonos para llevar la atención de manera consciente practicando cada día. Podemos empezar con pocos minutos varias veces al día hasta completar 30 minutos diarios. Escoger el lugar adecuado, tranquilo, seguro, sintiéndonos muy cómodos. Observarnos sin juzgar nuestros pensamientos y emociones y dejarlos fluir.

Cuando logramos posicionarnos de este estado de atención profundo y de conciencia, podemos practicarlo en cualquier actividad del día, es posible estar cocinando y estar atentos y conscientes del presente sin juzgar ni juzgarnos.

Con *Mindfulness* aprendemos a gestionar con los pensamientos negativos o emociones para eliminar todo lo que nos robotice y nos baje la energía vital. Nos permite asegurar las riendas de nuestro ser para sentir bienestar y poder disfrutar de la vida.

5

Si preguntamos podemos llegar más lejos

¿Qué te motiva a practicar *BioGimnasia y Energía?*

Para realizar el plan de acción de acuerdo a las necesidades de bienestar individual realizamos una tarea extra clase que me ayuda a reconocer las metas que se van logrando y los resultados.

Se entrega en una hoja y los participantes deben tomar un tiempo para reflexionar en sus casas y en el próximo encuentro motivado con las respuestas se crea una dinámica de grupo que facilita despertar la conciencia y la concentración de la atención para fomentar la memoria en el presente de manera que la persona se da cuenta que está asistiendo a una actividad que elige, que hay un propósito de grupo, además, que cada uno tiene que ser consciente que desea de estos entrenamientos, que esta logrando y que otros objetivos para su bienestar quiere.

Agradezco la gentileza y el apoyo de los que me permiten hoy compartir estos testimonios que les comparto con las palabras originales del manuscrito.

¿Qué me motiva a practicar BioGimnasia y Energía?

Yo Virginia Delgado practico la BioGimnasia porque en este programa he aprendido a llenarme de la energía de las plantas, el agua, la tierra, el sol. Son elementos que están ahí a nuestro alcance, pero a veces en nuestro diario vivir, no sabemos apreciar las cosas bellas que nos rodean.

Amo la naturaleza y toda la creación de Dios, por eso me siento bien al practicar BioGimnasia, he aprendido a poner una barreara para que las malas energía no me afecten. He formado una buena amistad con las demás personas que asisten al programa, como una familia en la que nos aceptamos como somos, donde tratamos de levantar al que esta caído, donde compartimos nuestras experiencias sin el temor a ser criticados.

También recibimos ejercicios para nuestra mente y para fortalecer nuestro cuerpo.

Además salimos a visitar bibliotecas, galerías de arte, centros comerciales, parques, la playa, lugares hermosos que tiene nuestra ciudad.

Este es un programa que te ayuda a no sentirte viejo por el contrario, nos sentimos como águilas, somos águilas que vuelan en busca de cosas buenas para nuestro vivir.

Si en tu vida hay tristeza y melancolía Practica BioGimnasia que te quita el estrés y te da energía.

Aprendemos sobre la importancia de ingerir suficiente agua y consumir proteínas.

Hemos aprendido a respirar profundamente para llenar nuestras células de oxigeno necesario para tener una buena salud, ha vivir el día de hoy, ayer ya paso, el estar aquí y ahora y que somos especiales cada uno de nosotros en el Plan de Dios. Gracias. 5-6-19

Los resultados que queremos para cada participante con el apoyo de estas acciones educativas, terapéuticas y recreativas están en su propia autogestión por ello cada logro es su propio resultado y lo disfrutan porque se sienten premiados.

Para recabar más información hice una encuesta a 120 personas con preguntas cerradas: Sí/No. Estas preguntas son parte de las acciones que realizamos en el plan de *BioGimnasia y Energía* para formar hábitos saludables que revitalicen desde el ser.

Las preguntas fueron las siguientes:

1. ¿Crees que aprender algo nuevo sistemáticamente ayude a mejorar la memoria?

2. ¿El bienestar emocional potencia el sistema inmunológico?

3. ¿Es posible que entrenes tu mente para que predominen los pensamientos positivos?

4. ¿Los ejercicios de respiración ayudan a liberar el estrés negativo?

5. ¿La visualización creativa y el sonido de la respiración facilitan la auto-relajación y la meditación?

Tabulación de la Encuesta

Esta encuesta demostró que todos deseamos el bienestar.

¿Qué crees que sea llegar al alma del adulto mayor para que desde allí puedan encontrar su propósito y volver a reinventarse?

La opción que permite dar ese salto cuántico en la vejez de muchos es el despertar de la consciencia para poder comprender, aceptar y reconocer desde nuestro ser lo que deseamos realmente para completar el ciclo de la vida.

¿Qué es lo que hace que tengamos tantos miedos a envejecer?

Los miedos son causados por las creencias que hemos acumulado de las experiencias que hemos percibido. Una expresión muy escuchada es: ¿voy a tener suficiente energía para valerme por mí mismo?

Comprender y tratar de entender a las personas que ya están viviendo esta etapa desde sus propias necesidades, potenciando la calidad de su vida, es una misión que desempeñamos con este plan de acción.

¿Si logras vivir la vejez como te gustaría hacerlo?

Piensa por un minuto. Respira y muévete en el tiempo con tu poderosa imaginación y ve allí a tu vejez. Siente el olor, observa cómo luces, cómo hablas, cómo caminas, cómo se ve tu rostro, tu pelo, tus manos, tu mirada, escucha como hablas, que emociones sientes en tus palabras. ¿Qué piensa tu corazón? Muy bien.

Este ejercicio te puede ayudar a recrear tu visión desde el presente de esta etapa de la vida que bien merece tener orientadas metas a cumplir de antemano.

A veces cuando disfrutamos de alguna cosa que es habitual, puede que la demos por hecho que en los demás está ocurriendo de la misma forma, sin embargo, mi experiencia me dice que no es así, por eso es un propósito de mi vida encenderle las luces de la vejez a todos los que tenga a mi alcance.

¿Qué puedes lograr si tienes consciencia del envejecimiento natural?

- Reducir los miedos.

- Ahorrar energía y ganar energía.

- Sentir bienestar.

Podemos reducir los miedos desde el mismo momento que conocemos cuáles son los miedos recurrentes en el adulto mayor, es muy posible que cuando se reconocen los miedos y se aceptan se le puede dar atención, reduce la perdida de energía y lo que hace que la persona genere energía para su adaptabilidad.

¿Es parte normal del envejecimiento la depresión?

La depresión no es necesariamente algo normal, sin embargo, es común en muchos adultos de 65 años y más. En los adultos mayores puede ser difícil distinguir entre la depresión y enfermedades como la demencia. Muchos adultos mayores se sienten avergonzados y esconden sus sentimientos que le provocan tristeza o ansiedad y no se sientes capaces de hablarlo con sus médicos o familiares.

¿Cuáles son las causas que más afectan a las personas de la tercera edad?

➢ La jubilación.

➢ Los síntomas y enfermedades.

➢ La pérdida de familiares.

➢ La tristeza (implica estados de depresión).

➢ Pensamiento negativo.

➢ La soledad.

➢ Incapacidades.

➢ Ocio y sedentarismo.

➢ La aceptación.

➢ No sentirse escuchados.

➢ Problemas de memoria y confusión.

➢ Autoestima, pérdida del interés, sentimientos de falta de valor y aburrimiento.

➢ La higiene personal y del hogar (el orden, la organización).

➢ La apatía y el abandono a la socialización.

➢ Los avances de la tecnología y sentirse fuera de época.

Ejercicio de estiramiento del ser con coaching para la aceptación

¿Cómo me gustaría sentir mi vida como adulto mayor?

Esta respuesta la acompañamos de un ejercicio de visualización creativa guiada.

1. Se orienta una posición cómoda y segura. Sentado o Acostado.

2. Leer lentamente, imaginándolo todo.

3. Repetir de 3 a 5 veces la lectura.

4. Toma papel, lápiz y dibuja de alguna forma todos los elementos de esta narración.

5. Descripción verbal de la visualización creativa:

   Imagínate que vas por un hermoso camino que iniciaste en el momento que dejaste el vientre de mamá, miras atrás y ves cómo te montaste una alfombra voladora y que has disfrutado la oportunidad de vivir y pasar por muchas estaciones de primavera, verano, de otoño, de invierno y has vuelto a la primavera cuando tenías 10 años, 20, 30, 40, 50, 60 y recuerdas solamente todos esos momentos que te hacen sentir muy bien, los que no pasa rápido en tu alfombra y déjalos atrás ahora, muy bien. Ahora, CONTINÚA MIRANDO AL FRENTE Y DETEN TU ALFOMBRA. ¿Qué edad tiene hoy tu cuerpo físico? Esta vez hay una gran puerta dorada y en letras grandes y sobresalientes que dice: "Entra, estás en tus años dorados, aquí vivimos el envejecimiento natural activo, feliz y muy saludable. Estamos abiertos los 7 días de la semana y 24 horas". Entras y te sientes muy bien, respiras profundo y limpias tus pulmones, oxigenando con el aire puro todas las células del cuerpo, desde la punta de los dedos de los pies hasta la parte más alta de tu cabeza, la coronilla.

Te respondes: "Es maravilloso ver el verde intenso". Te sientes revitalizado porque además es un jardín soleado, la temperatura tibia con los más variados brillos que le da el sol a los colores de las flores, aves cantando, mariposas, olores a frutas y ricos vegetales, todo es muy agradable, de tal manera que te relaja y te sientes con el deseo de alimentarte más sano, porque te das cuenta de que cualquier malestar, estrés, dolor o pensamientos negativos desaparecieron. Ahora escucha: hay risas y cantos, hay niños jugando allí, están tan alegres y divirtiéndose a lo grande que te recuerdan lindos momentos que te hacen respirar profundamente, alzando tus ojos para ver un cielo azul despejado, que se une en el horizonte con el océano de aguas cristalinas donde saltan delfines con tal energía que te salpican de esa agua fresca, donde las plantas acuáticas se ven tan saludables, que te hace sentir el deseo de beber un vaso de agua fresca y recuerdas que bien se sienten todos tus órganos cuando están hidratados. Mira, hay un robusto árbol de secuoya, camina, camina, un poco más y acércate, respira profundo y abrázalo, es longevo y fíjate en su fortaleza que te demuestra la sabiduría de vivir, ¿te imaginas cuántas enseñanzas ha acumulado, como tú, con los años y cuanto más tú vas a crear en tus próximos años de vida?

Ya sabes que hay nuevas estaciones de primavera, verano, otoño, invierno y todas listas para que las puedas explorar. Ahora ya sabes que más deseas aprender, ¿qué más recuerdas que quieres hacer y que más quieres dar?

6. Este cuadro que has creado con tu imaginación, visualizando lo que has leído, te enseña el poder de tu mente para crear. Ahora tienes una nueva cadena de neuronas que se han formado con estos pensamientos y ya son parte de tu memoria.

7. Para que te sientas observador, consciente de tus pensamientos y el poder creativo de la mente, menciona las palabras de la narración que estén relacionadas con:

- Lugar
- Luz
- Amor
- Belleza
- Naturaleza
- Paz
- Colores
- Juego
- Canto
- Dorado
- Madre
- Primavera
- Estación
- Volando
- Océano
- Agua
- Salud

8. Para revitalizar con energía positiva todo tu ser y que ahora te pertenece porque está en tu mente.

9. Colocas el dibujo en un lugar como tu escritorio, la puerta del refrigerador, en tu dormitorio en un marco en la pared y que así puedas visualizarlo cada vez que desees y sentir que esa energía que limpia tu cuerpo, relaja tu mente, activa la inteligencia de tu corazón y permite sentirte divinamente

saludable, en armonía y en paz con todos, motivado y creativo disfrutando en cada momento del bienestar que tu deseas.

¿Cómo puede la *BioGimnasia y Energía* apoyar esta misión?

Motivando tu realidad con la aplicación de métodos educativos, terapéuticos como la autohipnosis, ejercicios físicos, masaje de relajación y la herramienta poderosa del coaching.

Todos ellos son facilitadores en tu AUTOENTRENAMIENTO del ser para empoderarse, fortalecer tu autoestima y ser más conscientes para elegir tus objetivos presentes, para encontrar y seleccionar los entretenimientos que te resulten con beneficios, convirtiéndote más en un observador de tu propia vida que en un ser entretenido por otros.

Esto te permite la aplicación de la fórmula de la transformación personal: *ser*, *hacer* y *tener*, para aceptar esta etapa del ciclo de la vida como una oportunidad más de realización personal.

Generalmente el foco de cuidado y bienestar del adulto mayor se dirige más al entretenimiento en el día a día. He visto por muchos años la diferencia de actitudes y calidad en la salud y el bienestar en la vida entre aquellos grupos de personas de un mismo lugar que participan activamente en este programa y los que no lo hacen. Una responsabilidad importante la tiene el autoconocimiento que está al alcance de todos y, por otra parte, el aporte del profesional de la salud en la educación y promoción para la longevidad activa y saludable, apoyando con recursos de prevención como estos entrenamientos tanto a sus clientes como el personal de asistencia al adulto mayor.

Hoy deseo transmitir estas enseñanzas que son el resultado de trabajar con cientos de personas y, especialmente, la experiencia satisfactoria durante 8 años continuos en la práctica del programa de *BioGimnasia y Energía* para el bienestar emocional, enfocándome en la necesidad individual y de grupo conformando un equipo de vida.

En la repetición de actitudes como la aceptación, la gratitud, la validación, el entendimiento, la compasión, el amor propio, la paz como ciencia, la tolerancia, la perseverancia, el respeto, la educación se han formado en muchas de estas personas hábitos que mejoran las relaciones intrapersonales y extra personales.

Todo en un marco profesional de opciones educativas, terapéuticas y recreativas con los matices personales auténticos para apoyar con dedicación sistemática las metas de tantas personas que desean en la tercera edad elevar la calidad de sus días. Estas vivencias archivadas con fotos videos, testimonios, me sustentan para declarar que los centros que cuidan del bienestar del adulto mayor pueden asegurarse de que sus pólizas les permitan ampliar el rango de facilidades para elevar la calidad en los servicios de bienestar.

¿Cómo puede saber un proveedor de salud si esto es para sus clientes?

- Si tiene como objetivo la salud, el bienestar, la calidad de vida y la longevidad activa.
- Si tiene el objetivo es elevar la satisfacción de tus clientes.
- Si le interesa la excelencia en lo que ofrece como objetivo para atraer clientes por referencia.

¿Cómo puedes saber si es efectivo para tu compañía el entrenamiento para poder dar el servicio de *BioGimnasia y Energía*?

Simplemente cuando das algo que toca al ser, haces que la persona se sienta agradecida y confiada de manera autentica porque lo ha aprendido en su carne. Entonces, tus servicios están trabajando como activos para tu empresa.

Aplicar en los centros de atención y cuidado del adulto mayor estas actividades enfocadas en entrenamientos con ejercicios físicos, ejercicios de respiración, la socialización guiada, en contacto con la naturaleza para favorecer el bienestar emocional, espiritual, físico y mental de estas personas, de manera rápida, con resultados duraderos, logran el alivio de dolores físicos y emocionales, liberan el estrés y, por efecto, disminuyen los riesgos de síntomas agudos en enfermedades crónicas como la hipertensión arterial y sus consecuencias. Las técnicas antiestrés potencian el sistema inmunológico con los estados de auto-relajación.

Ahora que sabes lo que hacemos, el entrenamiento con coaching para todos los profesionales de centros de salud y bienestar para el adulto mayor activo y saludable es una misión de hoy y es una visión de la población predominante a mediados de este siglo.

CONCLUSIONES

¿Qué quiere decir coaching aplicado a la *BioGimnasia y Energía*?

Para familiarizarnos con este tema estudiamos el concepto de lo que es el coaching enunciado en el libro Coaching para el éxito de la autora Talane Miedaner (2000).

"El Coaching es un proceso de entrenamiento personalizado y confidencial llevado a cabo con un asesor especializado o coach, cubre el vacío existente entre lo que eres ahora y lo que deseas ser. Es una relación personal con otra persona que aceptara solo lo mejor de ti y te aconsejara, guiara y estimulara para que vayas más allá de las limitaciones que te impones a ti mismo y realices tu pleno potencial" (p. 23).

Además, menciona:

"Un entrenador o asesor personal (coach) para aprender a vivir mejor te señala las situaciones y aspectos que no puedes ver y te da ideas para mejorar tu manera de desenvolverte, mientras que al mismo tiempo despierta en ti la motivación para evolucionar y ser lo mejor posible. Te desafía a ir más allá del lugar donde normalmente te quedas" (p. 23)

Reconocemos e identificamos en *BioGimnasia y Energía* los componentes de un proceso de entrenamiento.

Estamos hablando de coaching, de un coach o entrenador que utiliza un plan de acción llamado *BioGimnasia y Energía* y que es para las personas mayores de 60 años con la visión de un envejecimiento activo y saludable. Se identifica como coachee a los clientes o las personas que solicitan este apoyo y acompañamiento con las herramientas necesarias para que puedan conseguir los resultados que quieren y que para su *Yo* interior significan bienestar.

Conociendo esta primera parte es importante, entonces, mencionar que *BioGimnasia y Energía* es un plan de acción que se orienta para personas de la tercera edad. En este proceso de entrenamiento focalizamos la atención en despertar y motivar el interés individual de aprender hábitos que dejen atrás limitaciones y fomenten un estilo de vida activa que genere energía para disfrutar de otras oportunidades en el presente.

¿Qué es *BioGimnasia y Energía*? Es un plan de acción que se aplica como un servicio comunitario para promocionar, con acciones y sus efectos, el envejecimiento natural de manera activa y saludable. Promociona otras oportunidades que tenemos cada cual en el presente.

Es un plan de acción que moviliza a los adultos a quererse y a reconocerse. Los habitúa a disfrutar de la naturaleza y respirar al aire libre. Los invita a la socialización, guiándolos a mejorar todas las relaciones y a practicar la comunicación constructiva y positiva. Los educa para eliminar la crítica, el juicio permanente y los entrena para aceptar, validar y entender a otros desde su propio hábito de observarse, autoevaluarse y crecer atentos para conquistar su propio bienestar, viendo en el mundo que le rodea un grandioso espejo mágico, que confiesa las emociones que siente ante cualquier persona o hecho, aprendiendo a manejarlas y gestionarlas con la mejor actitud. Cada vez más consciente de indagar con amor, perdón y paz en el interior de la cajita que guarda cada pensamiento y sentimiento para envolverlo una y otra vez con ese amor divino y poder entregarlo como si fuera un pequeño paquete de Amazon que dice: "Gracias. te bendigo y te dejo ir".

Bio se trata precisamente de ser consciente de que podemos dar vida a nuestros años, desde una mente abierta a pensar en grande, para movernos como un gimnasta profesional, aceptando las caídas y entrenando cada vez más consciente del mejor salto cuántico que libere energía suficiente para tener el resultado y el premio. Ser y sentirnos mejor, es lo que todos queremos. Utilizamos temas para expansionar la mente como la Ley del Espejo, movilizando las cadenas de pensamientos para la reflexión, introspección, inspiración y facilitar el estiramiento desde otra perspectiva para apoyar el cambio y poder liberar programaciones que limitan para vivir el gozo y la plenitud de cada día:

ATRÉVETE, APRENDE A AMARTE Y EL MUNDO TE
APLAUDIRÁ, ADEMAS QUE TE SEGUIRÁ.

¿Qué caracteriza este servicio?

Tres tipos de metas o actividades orientan este plan para disfrutar un estilo de vejez enfocada en complementar con eficacia esta etapa del ciclo de la vida.

Cada acción está en correspondencia con la misión de educar, apoyar y acompañar. La misión de terapia para mejorar y reducir miedos y elevar la productividad de la persona, disminuyendo el tiempo en el proceso. La misión recreativa que es el estímulo por el que se autoevalúa y permanece atento al autoconocimiento para crecer y conquistar un resultado, que es su propio bienestar.

La posibilidad de éxito en este servicio se eleva cuando quien ejecuta el servicio puede orientar, de manera independiente, estas misiones, actividades o acciones según su auto preparación. Sin embargo, cuando se pueden realizar de manera interactiva, como es esta experiencia, se redoblan las posibilidades para los participantes de obtener mejores resultados. Por ello nuestra visión es proponer un entrenamiento para profesionales que desean asistir el bienestar en la tercera edad y que les permita realizar este servicio de manera más integral.

La *BioGimnasia y Energía* es promotora del contacto con la naturaleza. Validamos los efectos rápidos y duraderos que la persona experimenta en un medioambiente donde puede respirar aire puro, visualizando el azul del cielo, el verde, estirando su vista y abrazando un árbol. Por eso indico que se haga en lugares abiertos. Sin embargo, mi experiencia de trabajo con adultos de edades avanzadas y con aquellos que tienen algún tipo de incapacidad me ha demostrado que este plan de acción incrementa el bienestar y funciona, porque somos consciente de validar las individualidades aceptando la flexibilidad que en el apoyo tiene que existir. Entonces es cuando la orientación, la motivación y el seguimiento son los pasos importantes que le siguen para lograr la empatía, imprescindible para ofrecer nuestro servicio y el cliente logre los resultados. Sabemos que, si nos conectamos con otra persona desde el alma con la mirada, con un abrazo de corazón a corazón, su alma responde con el deseo ardiente de recibir para ser y sentirse mejor.

Las tareas extra-clase apoyan el programa manteniendo a las personas ocupadas en casa con actividades que refuerzan la memoria en el presente y que los responsabilizan con pensamientos positivos como lo es cuidar la vida de una planta. Intercambian fotos y dialogan sobre el progreso. Comparten nombres y hábitos de las plantas, identifican sus preferidas y eligen la planta que les gusta. Siembran las semillas de ají, ajo, tomate, manzana o frijoles. Experimentan en qué ambiente de la casa están mejor para su crecimiento y salud. Estas acciones conectan a las personas con su propia naturaleza. Construyen de manera sana y duradera la comunicación positiva y las relaciones interpersonales fluyendo auténticamente, por ello identificamos la socialización guiada como la herramienta de mayor logro en este programa porque sustenta el éxito de las otras acciones.

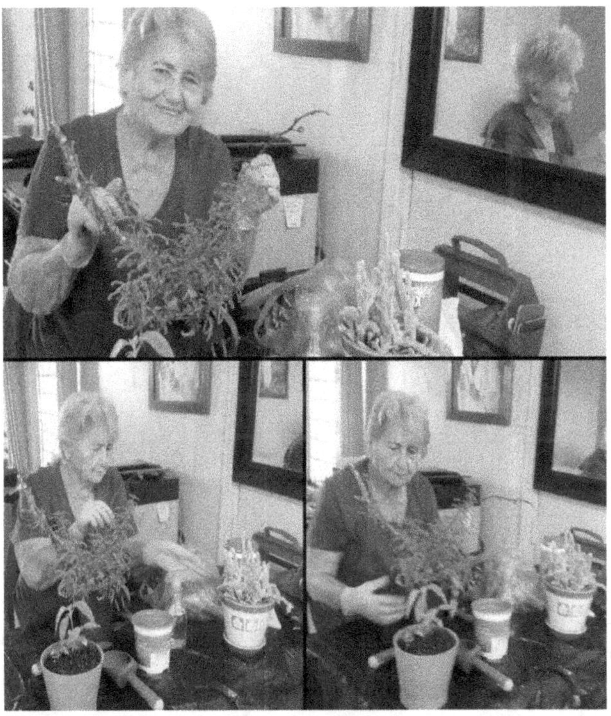

¿Cuál es el objetivo específico del programa?

Promocionar, apoyar y acompañar el bienestar integral para las personas de la tercera edad.

Habilitar otras opciones a través de este programa para despertar un pensamiento que pueda influenciar a las diferentes generaciones sobre la etapa de envejecimiento. Que sea también una prioridad para disfrutar de la vida del ser humano con objetivos cotidianos que eleven sus expectativas y objetivos, que busquen cambios favorables, planes para hacer y alcanzar metas pendientes ahora, ver los resultados y sentir el gozo de celebrarlos y premiarse por ello.

¿Cómo sabemos que las personas realmente van a tener estos resultados?

Nuestra atención refuerza el apoyo a la prevención para evitar otros síntomas agudos o el efecto secundario que la inactividad, un estrés postraumático puede haber afectado las capacidades de independencia del adulto mayor. Por lo que contamos con un amplio plan de acción que apoya la salud de la mente, del cuerpo y la salud emocional-espiritual.

¿De qué manera trabajamos estas áreas?

Aplicando la dinámica del coaching y el *Mindfulness*. La visión de la *BioGimnasia y Energía* es motivar el disfrute del envejecimiento de manera activa, creativa y saludable, como parte del ciclo de la vida, como también de su trascendencia en beneficio de la familia y la comunidad.

La aplicación del coaching, en todas las modalidades de este plan de acción, es un aporte muy valioso, su fórmula como proceso de cambios en el *ser*, con el *hacer*, para *tener* permite expansionar el potencial oculto y la realización personal en las personas de esta población.

Nos apoyamos en un referente mundial de la programación neurolingüística. Robert Dilts (2013) menciona la visión como la capacidad de tener la imagen de la meta a un largo plazo, esencialmente este mundo al que las personas desean pertenecer, un mundo mejor. Todas las visiones se desarrollan a través de esta creencia e idea que algo se puede mejorar, que hay un contexto, un mundo al que las personas desean pertenecer. La emoción de esa visión te dice que estás haciendo algo para mejorar la vida de las personas.

Quiero utilizar un sencillo ejemplo de estrategia para acciones recreativas que logran su eficacia a corto y largo plazo:

Para realizar una excursión a un museo, a los parques u otro lugar de interés, se crean hábitos desde el primer encuentro para la concentración de la atención en el presente y el aprovechamiento de la jornada de encuentros.

Para ello, utilizamos una herramienta de motivación que resulta productiva, porque al aprender están aplicando recursos conscientes en su quehacer:

"La cantata de la excursión"

Si tú quieres cantar. Tú puedes cantar

Si tú quieres reír. Tú puedes reír

Vamos a cantar, a reír y a aplaudir

Porque ahora es el momento para divertir

A ese chiquilín que vamos a despertar

Y que de ahora en lo adelante siempre nos va a acompañar

"¿Si tú tienes ganas de ir a la excursión?

¡Dios! prepárate que esto es diversión

Si tú vas a caminar

Sabes que zapatos cómodos tienes que usar

¡Si tú te vas de excursión!

¿Cuál es la ropa de la ocasión?

¡Si tu cuerpo, agua necesita tomar!

Tu pomo listo tiene que estar

Si en BioGimnasia y energía vas a participar

Recuerda a tus amigos llamar

¿Si tu BioGimnasta quieres ser?

Energía positiva vas a atraer"

La utilidad de esta cantata es la formación de nuevos hábitos de pensamiento y autoconocimiento para fomentar la acción responsable e individual, los sentimientos, las emociones positivas relacionadas con su participación, aumentando su nivel de satisfacción y disfrute conscientemente.

Como vemos, son pequeñas estrategias de apoyo que, junto a otras acompañan y agilizan la desprogramación. Los cambios de hábitos que se crean por la repetición de comportamientos son los nuevos caminitos o cadenas de neuronas que van a responder a la programación de conductas sobre esta etapa de envejecimiento, contribuyendo así a la reprogramación que deja atrás viejas creencias heredadas y puedes vivenciar como Yo personas con expectativas en la vejez de: gozo, creatividad y optimismo para emprender.

Las personas de la tercera edad necesitan sentir sus capacidades de independencia. Impedir que hagan tareas equivale a sentimientos de frustración y pensamientos limitantes que lastiman su autoestima. Sí, queda muy claro en cada reto en que animamos a participar y es que el estado interior se conquista y se autogestiona solo si se logra la aceptación y responsabilidad individual de lo que realmente se desea porque el alma de todo ser humano no envejece, ni conoce la edad. Reconocer con respeto y validar a cada persona es la esencia de mi comportamiento que me permite realizar esta misión.

La intención es que la persona reconozca su posición de propio observador, que se vea, se sienta y que piense en todo lo que es capaz de hacer en su presente. Lo autosuficiente y merecedor de vivir su vejez con energía y bienestar.

Siempre hay más opciones que dificultades, porque es precisamente todo lo que nos saca de la zona de confort lo que facilita el aprendizaje y crecimiento personal. El maestro Wayne Dyer en una de sus obras dice *"hay una solución espiritual para cada problema"* y esto me ha servido en los últimos años para sobre valorar mi fe y optimismo y compartirlo con otras personas.

Existe una brecha entre un centro que da servicio de bienestar y el bienestar que experimenta el que recibe el servicio. Querer adaptar acciones de bienestar es un recurso externo que logra resultados, sin embargo, estos resultados siguen siendo externos si no tenemos en cuenta a la hora de ofrecer servicios para el bienestar de los adultos mayores sus necesidades emocionales de sentir realización, de sentirse suficientes en uno o más aspectos de su vida, de sentirse capaces de hacer algo novedoso, que la autoestima este fortalecida sintiéndose merecedor o merecedora de la satisfacción de estar bien y mejor.

El éxito a la hora de crear un programa de bienestar, desde mi visión y la experiencia adquirida en casi una década sirviendo a la población mayor de 60 años, depende de tres factores:

1. Conocer las necesidades individuales de los participantes.

2. Indagar las características que sean comunes para el grupo.

3. Balance entre las acciones para entretener, ya que los efectos se disipan con facilidad, quedando la persona de vuelta a casa con muy poco. Y las acciones de entrenamiento. Estas son importantes para mejorar síntomas agudos de enfermedades crónicas, liberar el estrés, aliviar dolores, además de educar para prevenir.

Satisfacer la necesidad de curiosidad, juego, alegría y energía para otras actividades son aspectos que logramos a través del conocimiento de cómo podemos motivar el niño interior. Dejar propuestas con la tarea extra clase, es otro método utilizado para mejorar la memoria, motivar la manifestación creativa y la gestión del bienestar, así como la preparación del próximo encuentro, manteniendo la socialización guiada y responsable. Por eso cuando el método que se aplica en centros de atención para el bienestar del adulto mayor se reduce a las actividades para entretener, como juegos de mesa, baile, música, por 4 a 6 horas, el efecto es volátil, no queda, es externo, se fuga al no ser que la persona interactúe y cante o baile, haga el dibujo o gane la partida de domino o el bingo en repetidas ocasiones.

BioGimnasia y Energía propone que se mantenga lo anterior y que se expanda la visión del servicio de bienestar y salud preventiva educando y entrenando para disfrutar el presente con calidad existencial y que la longevidad sea además una oportunidad para poner vida a los años.

Las prácticas de Yoga, Thai Chi, meditación, tejer, coser, pintar o las artes manuales son otros recursos que manifiestan bienestar. Todas las personas tienen que sentir su capacidad de crear, ser autosuficiente para alcanzar un resultado, disfrutarlo y poder compartirlo con otros.

Realizamos una actividad nombrada plástica, arte y recreación emocional. La intención es de motivar las expresiones y dones ocultos o pendientes de despertar en cada persona. Me he sorprendido con los resultados. Muchas esperan ver a otros para atreverse a manifestar sus dones, algunos lo descubren sin saber que estaban ahí, otros se manifiestan atrevidos y se esfuerzan por tener habilidad, por ejemplo, para pintar su primer cuadro y seguir con otro. Los vídeos y la fotografía son también métodos que utilizamos para promover habilidades en el uso de los teléfonos y estimular la creatividad y la visualización. Se motiva a hacer fotos que transmitan, por ejemplo, la belleza de la naturaleza. Luego, las personas describen lo que observan y lo identifican con la emoción que les hace sentir.

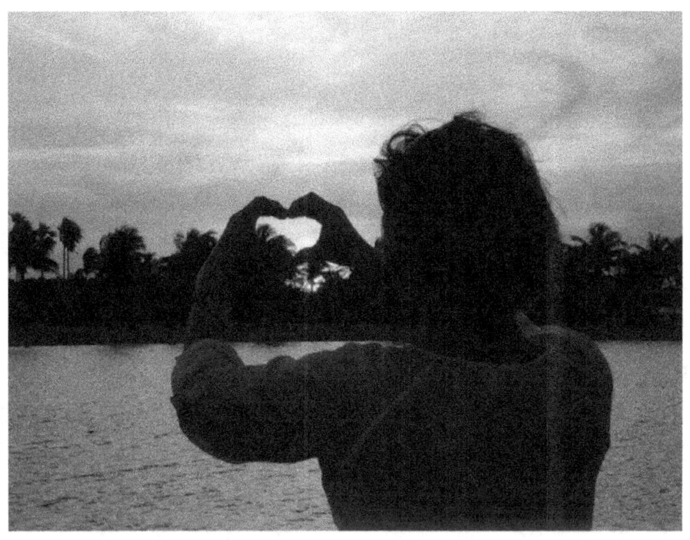

Los entrenamientos que se han venido implementado con este plan de acción durante más de 8 años, nos permite ver los efectos saludables en tantas personas a lo largo de este tiempo, y la verdad es gratificante. Hoy en tiempos de pandemia y aislamiento social hemos podido rescatar nuestros hábitos como equipo con los encuentros virtuales utilizando internet y los medios de comunicación. Ante las circunstancias fuimos muy abiertos a seguir conectados para apoyarnos y así poder transmitir fe y optimismo a los más necesitados, haciendo de la situación un ejemplo de *resiliencia y empoderamiento* para el programa *BioGimnasia y Energía*, se reinvento y adapto con éxito al cambio. Las personas que se hacen llamar biogimnastas, han seguido con atención la participación semanal del entrenamiento. Es evidente que haber entrenado sistemáticamente a todas estas personas con los valores de un equipo de vida y bienestar, hizo posible mantenernos unidos y acompañados en medio del pánico social. Si por años solo me hubiera enfocado en realizar acciones de entretenimiento hubiera sido imposible mantener a tantas personas conectadas pensando en recursos para la salud en medio del aislamiento social, miedos a morir o a sufrir la perdida de familiares y la crisis económica mundial que genero la pandemia.

Esta hermosa experiencia nos ha colmado de recursos emocionales y espirituales, poniéndonos al tanto de los valores que conservamos para seguir siendo mejores personas y dar en todo momento lo mejor que podemos de nosotros mismos.

Enseñamos, educamos y motivamos todo el tiempo para generar en otros las reacciones creativas, las emociones de alegría, las sorpresas agradables, los paseos que relajan, la meditación, el pensamiento y los sentimientos que atraen el buen humor, la mejora de la autoestima y crear la memoria positiva en el presente. La socialización guiada y el trabajo en equipo crean la comunicación positiva para disfrutar y construir relaciones de calidad y buena vibra para elevar la energía colectiva.

Coaching para el bienestar de la tercera edad aplicado a la *BioGimnasia y Energía*

¿Quién es una persona de la tercera edad?

A través de los años este término ha traído debates. Los tiempos y los conceptos de la población mundial han cambiado, así lo refieren los censos. Los avances tecnológicos han elevado la calidad de vida y esto ha impactado positivamente en la longevidad.

¿Cómo La Organización Mundial de la Salud define La tercera edad o adultos mayores?

La etapa de la vida de todas las personas que superan los 60 años la OMS los clasifica de esta forma:

Las personas de 60 a 74 años en edad avanzada: senectud. De 75 a 90 años: vejez o anciano. Más de 90 años: grandes ancianos. Sin embargo, este criterio no parece muy útil para definir la vejez, cada individuo envejece a una edad diferente. Dentro de cada vejez cabe distinguir distintas etapas.

Por otra parte, sentirse más joven o más viejo es una vivencia independiente de los años cumplidos; debido a la disparidad de opiniones y la falta de unanimidad, este criterio cronológico (por edades) sólo se utiliza en niveles estadísticos y epidemiológicos.

Estadísticas de interés para la tercera edad

La Organización Mundial de la Salud orienta a dar atención a la prevención y calidad de vida al adulto a partir de los 60 años. Se duplicarán los habitantes mayores de esta edad entre el 2000 al 2050 y, según los resultados del censo, del 2015 y hasta el 2050 aumentará la población de la tercera edad de 500 millones con un estimado de 2000 millones de personas que alcanzarán los 60 años.

Somos más conscientes de cuidar la calidad de la salud del cuerpo y de la mente, ser longevo es parte de completar las vivencias y oportunidades del ciclo de la vida.

Los límites para definir la edad del envejecimiento ahora varían porque las personas conservan sus capacidades físicas y cognitivas más allá de los 67 años. Los estilos de vida es una causa importante que define estas diferencias, la actividad física y la nutrición.

La palabra viejo ya no se utiliza, se nombra a las personas como adulto mayor, anciano o tercera edad.

¿Qué me motivó a trabajar con las personas de la tercera edad?

Tres movilizadores por etapa fueron los que iniciaron la visión de este proyecto:

1. **Compensación al dolor de separación de mis padres ya mayores.**
   Actitud de resiliencia para soltar y comenzar de nuevo con el

ancla en la pregunta constante: ¿qué hacer para encontrar mi realización personal y profesional nuevamente? En pleno proceso de adaptación como inmigrante era gratificante crear algo que emocionalmente me daba bienestar porque los recordaba.

2. **Soñar despierta.**

Definir un propósito de vida claro y preciso. En un parque de Miami, en Bird Road, sentada con mi esposo al frente del lago, hablando de la pena de mis padres y suegros por la separación, recordando que salíamos con ellos al campo, de pronto me vino un pensamiento muy claro de lo que iba hacer con lo que sabía. Dije: "Voy a traer a los parques a los adultos mayores a realizar actividades porque seguro que les va a gustar mucho y les va a beneficiar en su estado de ánimo".

3. **La realidad estadística de la tercera edad.**

Comencé a investigar y todos los caminos me llevaban, junto al deseo de emprendimiento y de bienestar. Todo era combustible para llevar a cabo este proyecto.

"En mayo de 2004, la 57ª asamblea mundial de la salud aprobó la estrategia mundial de la Organización Mundial de la Salud sobre régimen alimentario, actividad física y salud.

Meta y objetivos

17. La meta general de la Estrategia mundial sobre régimen alimentario, actividad física y salud es promover y proteger la salud, orientando la creación de un entorno favorable para la adopción de medidas sostenibles a nivel individual, comunitario, nacional y mundial, que, en conjunto, den lugar a una reducción de la morbilidad y la

mortalidad asociadas a una alimentación poco sana y a la falta de actividad física. Esas medidas contribuyen al logro de los Objetivos de Desarrollo del Milenio de las Naciones Unidas y llevan aparejado un gran potencial para obtener beneficios de salud pública en todo el mundo. 18. La Estrategia Mundial tiene cuatro objetivos principales, a saber: 1) reducir los factores de riesgo de enfermedades no transmisibles asociados a un régimen alimentario poco sano y a la falta de actividad física mediante una acción de salud pública esencial y medidas de promoción de la salud y prevención de la morbilidad; 2) promover la conciencia y el conocimiento generales acerca de la influencia del régimen alimentario y de la actividad física en la salud, así como del potencial positivo de las intervenciones de prevención; 3) fomentar el establecimiento, el fortalecimiento y la aplicación de políticas y planes de acción mundiales, regionales, nacionales y comunitarios encaminados a mejorar las dietas y aumentar la actividad física, que sean sostenibles, integrales y hagan participar activamente a todos los sectores, con inclusión de la sociedad civil, el sector privado y los medios de difusión; 4) seguir de cerca los datos científicos y los principales efectos sobre el régimen alimentario y la actividad física; respaldar las investigaciones sobre una amplia variedad de esferas pertinentes, incluida la evaluación de las intervenciones; y fortalecer los recursos humanos que se necesiten en este terreno para mejorar y mantener la salud.

Datos probatorios para fundamentar las actividades

19. Hay pruebas de que, cuando se controlan otras amenazas para la salud, las personas pueden mantenerse sanas después de los 70, 80 y 90 años si adoptan comportamientos que promuevan la salud, como una alimentación sana y una actividad física regular y adecuada, y evitan el consumo de tabaco. Las investigaciones recientes permiten comprender mejor los beneficios de las dietas saludables, la actividad física, las acciones individuales y las

intervenciones de salud pública aplicables a nivel colectivo. Aunque se necesitan más investigaciones, los conocimientos actuales justifican una urgente acción de salud pública. 20. Los factores de riesgo de las enfermedades no transmisibles suelen coexistir e interactuar. Al aumentar el nivel general de los factores de riesgo es mayor el número de personas expuestas a las enfermedades. Por consiguiente, las estrategias de prevención deben plantearse la reducción de los riesgos en toda la población. Si lo logran, aunque sea en pequeña medida, la población obtendrá máximos beneficios acumulativos y sostenibles, mucho mayores que el efecto de las intervenciones centradas únicamente en las personas que corren alto riesgo. Los regímenes alimentarios sanos y la actividad física, junto con el control del tabaco, representan una estrategia eficaz, estrategia mundial sobre régimen alimentario, actividad física y salud para contener la creciente amenaza de las enfermedades no transmisibles…"

El logo y el nombre de *BioGimnasia y Energía* representan mi canal de aprendizaje, evidentemente visualizaba mi creencia cuando elaboraba este plan de acción.

Dibuje la idea inspirada en las horas que me pasaba estudiando en Google y un amigo llamado Kikin, especialista en diseño gráfico, y al cual le agradezco por apoyar mi idea con toda precisión de lo que quería expresar. Todos los componentes que podía dar a través de este programa de acuerdo con mis conocimientos y certificaciones. El diseño del centro lo pintó mi esposo, basado en mi primer encuentro con esta actividad, ya que comencé y terminé motivando a todos a abrir los brazos para inspirar la energía que nos rodeaba, a este símbolo le pusimos color porque queríamos representar la energía de alguna manera, tanto la que se liberaba como la que se generaba y ganaba con esta modalidad educativa recreativa con efectos terapéuticos y al aire libre.

Más adelante renovamos el símbolo, mi querido yerno e hijo, porque así lo siento, supo captar la idea relacionada con mi creencia en lo que hacía, ya por algunos años de práctica de la *BioGimnasia y Energía*, y diseñó un nuevo logo para sustituir el centro que además identifica la Compañía que he fundado Remior Wellness Institute, con la finalidad de seguir entrenando y realizar nuevos emprendimientos que apoyen el bienestar de miles de personas de todas las edades.

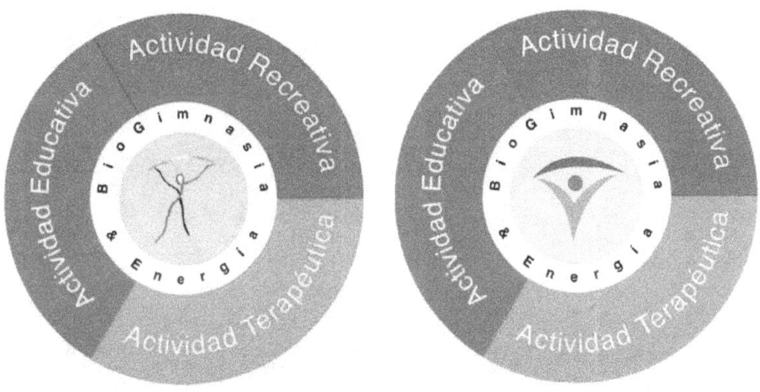

Asimismo, el sueño me llevó a que aparecieran los símbolos que me permitieron identificar y entender cómo visualizar y materializar, para enseñar con claridad a otras personas mis intenciones que respondían las preguntas: ¿quién soy?, ¿qué quiero hacer?, ¿cómo puedo?, ¿para qué?, ¿a quién lo voy a ofrecer?, ¿qué objetivo tiene lo que quiero hacer?, ¿cómo se benefician estás personas con mi servicio?, ¿a quién más le puede interesar?

Luego me propuse a definir el objetivo de *BioGimnasia y Energía* con las metas y acciones para promocionar la tercera edad, el envejecimiento activo y saludable.

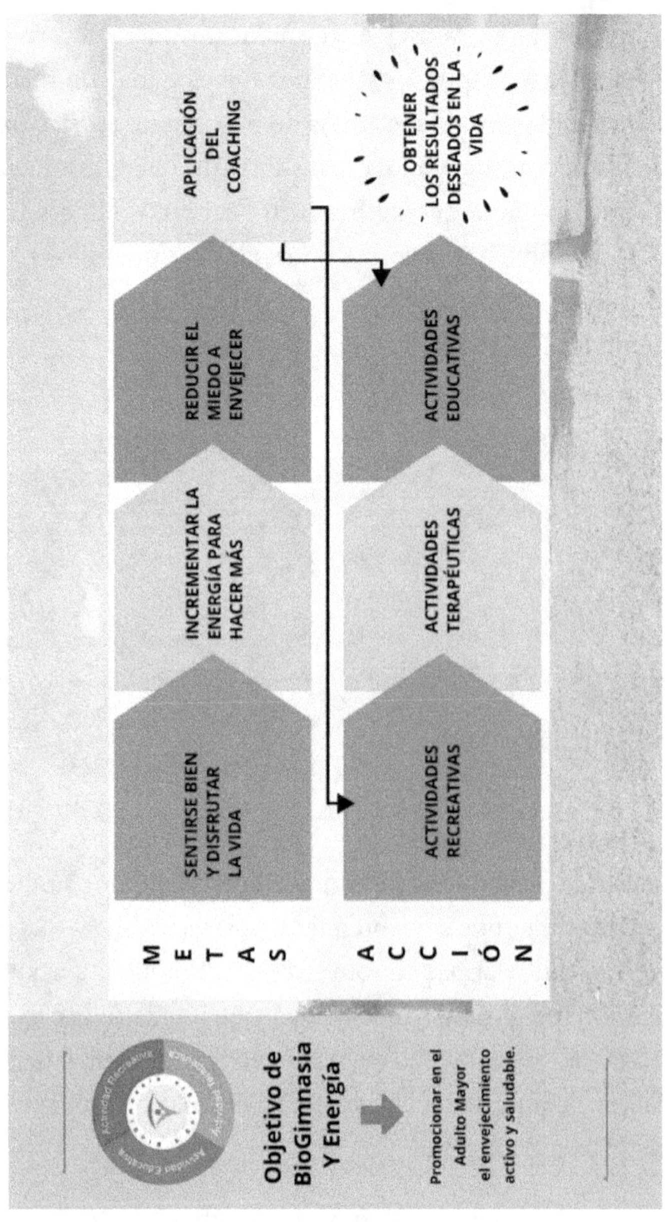

Concluyo pensando en aprender "que joven ha de ser quien lo desee hacer". La *BioGimnasia y Energía* es para mantener, con sencillos hábitos cotidianos, el bienestar en nuestros años dorados.

¡Gracias!

BIBLIOGRAFÍA

Campos Souza, F. (2006) *La esencia del manejo del estrés. Guía para el Curso Certificado de Consultor de Manejo del Estres. Un manual de Expansión Profesional para el Hipnoterapeuta.* Miami, 2006.

Corbera, E. (2015) *El arte de desaprender.* Ediciones El Grano de Mostaza, Barcelona, España.

Dyer, W. (2007) *Tus Zonas Erróneas.* Derechos de edición mundiales en lenguas castellanos: Random House Mondadori, S.A. de C.V. México, D.F.

Dyer, W. (2004) *El poder de la intención.* Hay House, INC, Carlsbad, CA. USA.

Fritz, S. (2005) *Fundamentos del Masaje Terapéutico.* MS. Tercera Edición, Edición en español. Elsevier España, S.A.

Hay, L. (1984) *Usted puede sanar Su Vida.* Hay House, INC, Carlsbad, CA. USA.

Hay, L. (1991) *El poder está dentro de ti.* Hay House, Inc. California. Estados Unidos

Miedaner, T. (2002) *Coaching para el Éxito.* Ediciones Urano, S.A.U., Barcelona, España. (p. 23)

Murphy, J. (2008) *El poder de la mente subconsciente.* BN Publishing, Estados Unidos.

O'Connor, J & Lages, A. (2005) *Coaching con PNL.* Ediciones Urano, S.A.U., Madrid, España.

Weiss, B. (2004) *Eliminar el Estrés.* Editorial B.S.A., Barcelona, España.

WEB

Camino al despertar. [Camino al despertar] (May 31, 2019) *Las 7 leyes Espirituales del Éxito* [Video] YouTube. https://www.youtube.com/watch?v=nPqACmaO49g

Conocimiento Y Emprendimiento. [Conocimiento Y emprendimiento] (27 ene. 2016) *El Cambio Wayne Dier* (*Película Completa*). [Video] YouTube. https://www.youtube.com/watch?v=OCqe8pnYoaU&t=106 sPirámide de Maslow. (2020, 10 de octubre). Wikipedia, La enciclopedia libre. Fecha de consulta: 15:06, octubre 15, 2020 desde https://es.wikipedia.org/w/index.php?title=Pir%C3%A1mide_de_Maslow&oldid=129938664

Fundación Quantum [Fundación Quantum] (Aug 28, 2013) *Robert Dilts PNL Visión Subtítulos Español* [Video] Youtube. https://www.youtube.com/watch?v=9WVRa3OgyAA&t=23s

Fundación para la paz interior (2018) *Un Curso de Milagros.* Kindle Edición. Obtenido de https://www.amazon.co.uk/CURSO-MILAGROS-Spanish-Helen-Schucman-ebook/dp/B00TLGSURY

Joel Osteen. [Joel Osteen] (31 dic. 2016) *Project Your Imagination.* [Video] YouTube. https://youtu.be/RBRkpYhlO70

Organización Mundial de la Salud. (s/f) *Estrategia mundial sobre régimen alimentario, actividad física y salud.* Recuperado de: https://www.who.int/dietphysicalactivity/es/

ANEXOS

Los Rituales

Es una herramienta de motivación que, a través de los años, he utilizado para compartir con mi familia y que en un momento lo inicié en el plan de acción *BioGimnasia y Energía* para apoyar de manera creativa y empática la socialización guiada que hoy alcanza sus resultados con un grupo de personas que se comunican positivamente, se apoyan y acompañan en tiempos difíciles y alegres.

Son acciones que motivan la creatividad dinámica en las relaciones, crean confianza y la constancia de disfrutar el presente. Lo novedoso de los rituales cotidianos es el hábito de celebración, este servicio tiene la intención de elevar las expectativas en la calidad de vida diaria.

Cualquier tema se puede convertir en un sencillo y hermoso ritual. Los rituales los consideramos una herramienta de estiramiento desde y para el alma, que atrae ideas y pensamientos positivos para compartir y socializar. Todos los efectos son seguros, saludables y rápidos en el orden emocional, mental y físico.

Tenemos experiencia en el ritual del té o café en mi familia. Es un hábito que se ha formado a través de los años como el pretexto para hacer una parada en el día, vernos, conversar, llamarnos, comprar accesorios y regalarnos para que en cada casa de la familia haya esa energía y aunque pocos minutos se haga, la repetición por años es felicidad acumulada. Me convertí en la influencia familiar porque estoy cada vez más atenta a disfrutar el presente. La experiencia de llevarlo al programa fue satisfactoria y de aceptación, a todos les motiva este encuentro porque se recrean todos los canales de aprendizaje, aumentando las probabilidades individuales de pasar un buen rato.

Teniendo en cuenta que la misión es:

Educar hacia una mente abierta a nuevas opciones para aprender a sentir bienestar y crearlo. Disfrutar los resultados y la energía que empodera al atreverse a ser y sentirse mejor, elevando las expectativas de bienestar y reduciendo los miedos a la vejez.

El ritual del té o café se inicia con un brindis con té y café donde se expone una diversidad de recipientes y se habla de cómo servir y una lista de lugares a visitar a modo de deleitar el té o café en próximos encuentros como actividades recreativas. Proponemos traer este conocimiento, para socializar con la cultura y tradición de diferentes países, incluyendo las nacionalidades de cada integrante. Se motiva un diálogo sobre los tipos de café, los países productores, exportadores, la clasificación de los más apreciados, su origen, historias relacionadas a las cosechas del café y los precios más altos en el mercado internacional.

Lo mismo sucede con el té: elegir hora del día, lugar de la casa y en qué vas a servir.

El tema de interés del día puede ser una historia de una película, un libro, recetas de cocina, el huso horario y las diferencias en diferentes continentes o puntos cardinales; fases de la Luna, relación con la fisiología de la tierra.

Elegir una o más persona cada día o una vez por semana para compartir el momento.

<u>El ritual</u>: las tendencias en el arte, la música, los colores y el estilo de ropa.

<u>El ritual dedicado a los avances en la tecnología</u>. Los teléfonos y las aplicaciones.

<u>El ritual escribe tu verso, tu poema, tu canción, tu libro</u>.

<u>El ritual de las series de Netflix</u>.

<u>El ritual con tu música</u> piensa en tu instrumento musical preferido, en tu estilo de música para escuchar, para bailar.

<u>El ritual de la lectura</u>, un lugar con iluminación, cómodo, sin interrupción, cada día media hora.

<u>El ritual de la meditación</u>.

<u>El ritual de la visualización</u>, la fotografía, el paisaje.

<u>El ritual del recuerdo</u> y el reencuentro en el ahora.

<u>El ritual del orden y la limpieza,</u> basados en el método Kon Mari que propone la Japonesa Marie Kondo con 5 pasos que motivan un estilo de pensamiento para promover el orden en nuestras vidas.

<u>El ritual de las estaciones del año</u>. Incluyendo la llamada Revista de estación.

En esta experiencia hemos disfrutado de una variada creatividad e ideas que ha llevado a muchas familias alegría y prosperidad.

El coaching y la hipnoterapia para el crecimiento personal y el despertar de la consciencia con el autoconocimiento.

Facilitamos herramientas de coaching como el eneagrama de vida que le permite a la persona reconocer las creencias limitantes que le impiden su desarrollo y prosperidad en cualquier aspecto de su vida que considere importante para su realización y satisfacción.

Cuando la persona reconoce en que objetivo de su vida desea

enfocarse comienza el plan de acción. En el proceso define cuáles son sus metas alcanzables. Cuando la persona le cuesta ser consciente de sus creencias para desprogramarse de sus limitaciones, la hipnoterapia puede complementar con logros positivos para continuar realizando nuevas acciones que le enfoquen en su objetivo con claridad para ver todos los recursos que tiene disponible y las opciones para el éxito. A la vez que va ocurriendo su reprogramación. La repetición de actitudes deseadas para la formación de nuevos hábitos efectivos y potenciadores permiten que los resultados sean más rápidos y duraderos porque ahora además la persona cuenta con una programación actualizada para reconocer sus comportamientos y en cualquier momento seguir mejorando.

Esta metodología de complementar el entrenamiento, la hipnosis clínica y el masaje terapéutico es parte de mi experiencia profesional desde el 2007.

La rutina de la actividad física es necesaria para mantener la capacidad de independencia y las habilidades cotidianas de automanejo personal. La liberación del estrés para mantener optima la salud del cuerpo y la mente. Por ello proponemos la consulta con su doctor primario para la orientación de ejercicios terapéuticos, para incrementar la resistencia para el fortalecimiento, la flexibilidad y la elasticidad y ejercicios de equilibrio para evitar caídas, siempre atentos a la orientación profesional y que no están contraindicados. Caminar, subir y bajar escaleras, nadar, montar bicicleta o la práctica de algún deporte es parte de la actividad física que puede complementar las sugerencias de la OMS. Aumentar la actividad física a 300 minutos por semana es la meta para considerar una persona mayor de 60 años saludable. Siempre ante todo con el criterio y orientación medica profesional y teniendo en cuenta las características individuales.

La sorpresa mundial de la pandemia COVID-19 no dejo fuera el programa tuvimos en pocas horas que reinventar estrategias para mantener el apoyo a las personas que emocionalmente se sentían presas de la fatalidad porque todas las noticias de muerte apuntaban para esta población. La actividad de socialización guiada estaba habituada a utilizar un chat por WhatsApp habilitado con el nombre de *BioGimnasia y Energía*. Inmediatamente en medio la confusión y los miedos, decrete que por ahí íbamos a recibir buenas noticias, aprendizaje, oraciones, motivación y así nos mantendríamos conectados con la fe y el optimismo para cuidar de nosotros mismos y de la familia, siguiendo las orientaciones del gobierno. Cada mensaje lo comencé a caracterizar con lo que se había hecho popular, esto nos mantenía conectados de alguna manera, y socializar era el enfoque.

#quedateencasa #desol@sol #conTuEquipodeVida #paraelBieN:-)Estar

Comenzamos el día 17 de marzo el video llamada con la motivación de vernos como vestíamos de verde para la celebración del día de San Patricio y celebrando la naturaleza, la Fe a la vida y la recuperación de la salud en el planeta.

En este momento para poder apoyar a estas personas tenía que dar la energía con otras ideas que reforzaran la atención diaria a pensar de manera positiva en algún momento de su día para así crear más de ellos y balancear el ánimo y evitar la depresión y la ansiedad que todas las noticias de la crisis atraen.

Creamos esta estrategia o herramienta emergente para establecer un tipo de comunicación diaria optimista que pudiera seguir y a la vez motivara el pensamiento positivo y la Fe para mantener alguna probabilidad de sentir bienestar y fortalecer así el sistema inmunológico.

Herramienta creada para el plan de acción de *BioGimnasia y Energía*

Tablero doble 7/7: 7 acciones y logra 7 hábitos

Es una herramienta de anclaje y aterrizaje emergente.

¿Para quién es esta herramienta?

Todas las personas que participan en el plan de *BioGimnasia y Energía*.

¿Cuándo se realiza? Diariamente

¿Qué tiempo? Durante 40 días, los días se identifican.

- Del día 1 al 21 se llama aceptación (repetición).
- Del día 22 al 30 estado de gracia (posicionamiento).
- Del día 30 al 40 (hábito) adaptabilidad. Del día 1 al 40 (resultados).
- Del día 1 al 40 se ven los resultados, bienestar, energía positiva, optimismo, socialización, apoyo, paz, compañía, amor y reducción de miedos.

¿En qué consiste esta herramienta de coaching?

Consiste en aplicar los conocimientos adquiridos durante las actividades educativas del programa, para enfocar la atención en el pensamiento positivo con un objetivo definido y metas para lograr resultados saludables durante un periodo de estrés mantenido.

Realizar 7 acciones para formar 7 hábitos los 7 días de la semana.

1. Dar gracias al levantarte y al acostarte.
2. Hacer 3 veces al día ejercicios de respiración consciente.
3. Meditar una vez al día visualizando el color violeta.

4. Nutrición, eliminando el azúcar e incorporando vegetales, frutas y semillas.

5. Hidratación saludable.

6. Realizar de 10 a 30 min diarios de actividad física.

7. Repetir 100 veces al día afirmaciones positivas.

¿Qué objetivo tiene el Tablero Doble 7/7?

Es una guía de apoyo para reforzar la memoria y el compromiso con los resultados de bienestar, sembrar semillas de Fe y optimismo para reducir los miedos, favorecer la oxigenación del cerebro y el cuerpo. La motivación da energía, inspiración y creatividad, mejora las relaciones, fomenta la imaginación, la intuición, contribuye a ser y sentirse más consciente del presente. Ser observador activo para conquistar la paz interior, responsabilizarse con su propia salud de manera integrada. Además, la liberación del estrés, el alivio de dolores y cultivar pensamientos y acciones saludables liberan al organismo de toxinas y fortalecen la autoestima. Durante 40 días hicimos la diferencia para un grupo de personas que continúan ahora apoyándose y compartiendo ideas creativas para favorecer la salud emocional y espiritual en esta estadía en casa que ya dejo atrás la cuarentena y que va por más de 8 meses.

Antes de comenzar entrenamos con 5 Pasos como utilizar esta herramienta que identificamos como.

Tablero Doble 7/7

1. Visualiza, lee, interpreta el tablero doble 7/7.

2. Colócalo en un lugar de fácil acceso.

3. Comienza conociendo los beneficios que puedes lograr de las 7 acciones.

4. Diariamente anota el número que corresponde a las metas cumplidas.

5. Al finalizar los 30 días, colorea de verde todos los días que lograste las 7 metas.

TABLERO DOBLE 7/7

Día 1	Día 2	Día 3	Día 4	Día 5	Día 6	Día 7 ı 7
Día 8	Día 9	Día 10	Día 11	Día 12	Día 13	Día 14 ı 14
Día 15	Día 16	Día 17	Día 18	Día 19	Día 20	Día 21 :) ı 21 :)
Día 22 :)	Día 23 :)	Día 24 :)	Día 25 :)	Día 26 :)	Día 27 :)	Día 28 :) ı 28 :)
Día 29 :)	Día 30 :)	Día 31	Día 32	Día 33	Día 34	Día 35 ı 35
Día 36	Día 37	Día 38	Día 39	Día 40	Día 41	Día 42 ı 42
Día 43	Día 44	Día 45	Día 46	Día 47	Día 48	Día 49 ı 49

TABLERO DOBLE 7/7

7 ACCIONES = 7 HÁBITOS

1. Agradecimiento
2. Respiración consciente
3. Meditación
4. Nutrición Verde
5. Hidratación (agua)
6. Actividades físicas
7. Repetición de afirmaciones

¿Qué otras acciones deseas convertir en hábito ahora?

¿Qué piensas de los resultados que puedes lograr?

La **repetición** disciplinada de estas 7 acciones nos permite ganar un nuevo programa de **pensamientos** que genera la **voluntad y nos posiciona en un comportamiento habitual saludable.** Y en 30 días disfrutamos 7 hábitos que en efecto empoderan el comportamiento, la autogestión emocional. Te permite ser consciente del poder del pensamiento, la palabra y las leyes del funcionamiento de la mente para utilizarlo en cualquier objetivo que desees lograr.

Lo mejor es que el resultado es desde nuestro ser, ahora ya podemos comenzar de manera consciente. ¿Qué piensas de este reto? ¿Que sientes? ¿Puedes hacerlo? ¿Cómo te ves si lo logras?

Metodología Smart aplicada a los ejercicios de respiración

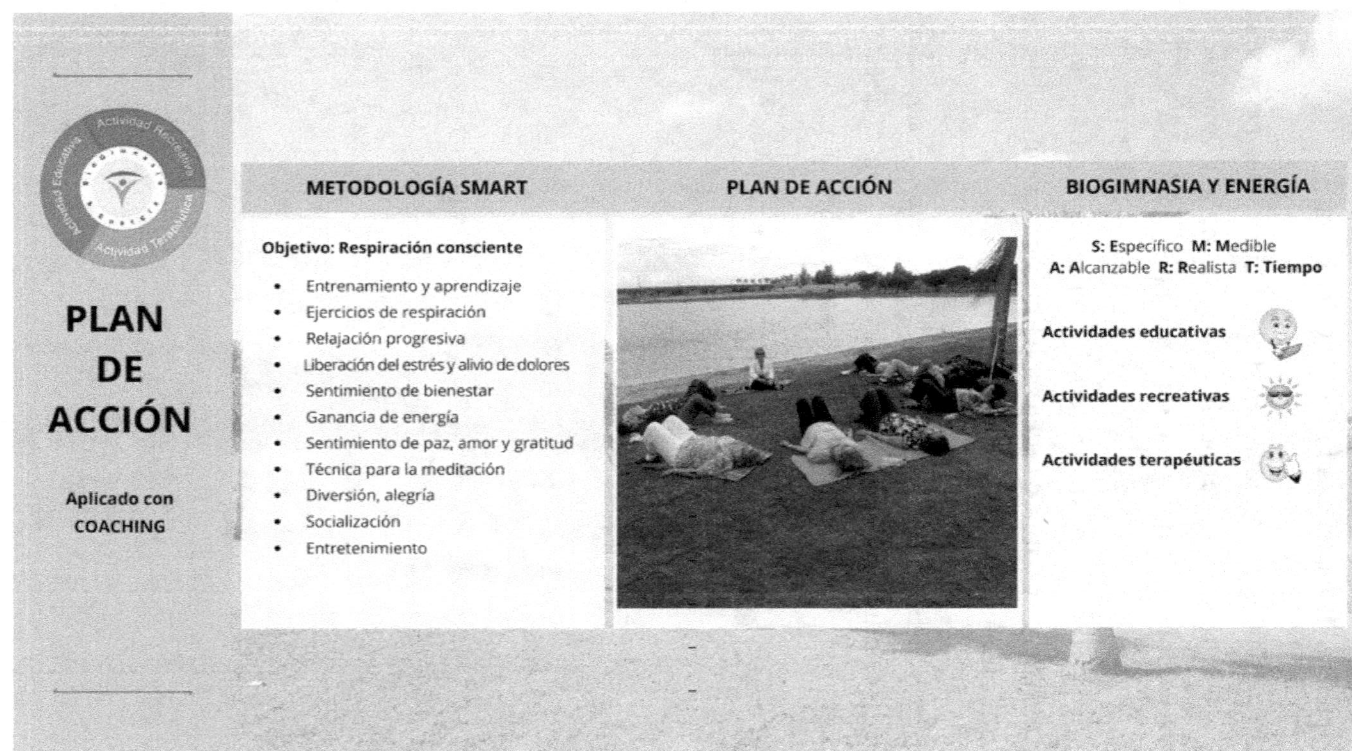
PLAN
DE
ACCIÓN

Aplicado con
COACHING

METODOLOGÍA SMART

Objetivo: Respiración consciente

- Entrenamiento y aprendizaje
- Ejercicios de respiración
- Relajación progresiva
- Liberación del estrés y alivio de dolores
- Sentimiento de bienestar
- Ganancia de energía
- Sentimiento de paz, amor y gratitud
- Técnica para la meditación
- Diversión, alegría
- Socialización
- Entretenimiento

PLAN DE ACCIÓN

BIOGIMNASIA Y ENERGÍA

S: Específico M: Medible
A: Alcanzable R: Realista T: Tiempo

Actividades educativas

Actividades recreativas

Actividades terapéuticas

<u>Objetivo</u>: respiración consciente.

- Entrenamiento y aprendizaje.
- Ejercicios para la respiración aplicados a la relajación progresiva.

<u>Efectos</u>:

- Liberación del estrés.
- Alivio de dolores.
- Sentir bienestar.
- Incremento/Ganancia de energía.
- Sentimientos de paz, amor, gratitud.

<u>Meditación en contacto con la naturaleza</u>:

- Diversión.
- Alegría.
- Socialización.
- Entretenimiento.

¿Qué duración tiene cada sesión de *BioGimnasia y Energía*?

Una hora, si es en los centros. Una hora y media aproximadamente si es excursión.

¿Con qué frecuencia es óptimo este servicio?

Tres sesiones con tres acciones semanales de manera interactiva es lo que proponemos ofrecer en el programa de *BioGimnasia y Energía*.

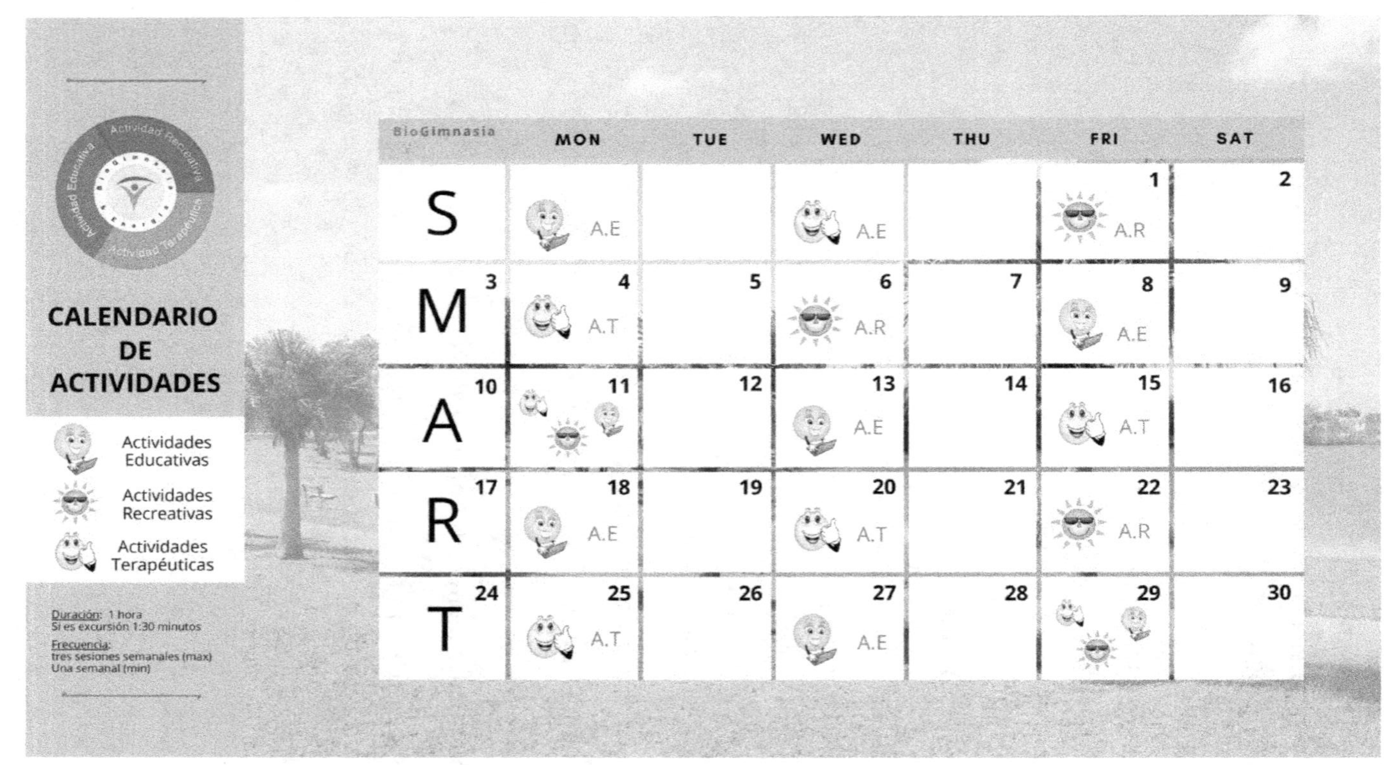
CALENDARIO
DE
ACTIVIDADES
Actividades Educativas
Actividades Recreativas
Actividades Terapéuticas
Duración: 1 hora
Si es excursión 1:30 minutos
Frecuencia:
tres sesiones semanales (max)
Una semanal (min)
BioGimnasia
MON TUE WED THU FRI SAT
S A.E A.E 1 A.R 2
M 3 4 A.T 5 6 A.R 7 8 A.E 9
A 10 11 12 13 A.E 14 15 A.T 16
R 17 18 A.E 19 20 A.T 21 22 A.R 23
T 24 25 A.T 26 27 A.E 28 29 30

Efectos creados en las acciones educativas:

Realizar actividades en contacto con la naturaleza le gusta a la mayoría de las personas a cualquier edad. Estos encuentros generan la gratitud y se manifiesta con la conducta entusiasta, el pensamiento positivo y la energía vital que como espejo refleja este escenario.

El hábito de promover el autoconocimiento y la observación, notando la propia presencia y la del ambiente natural que le rodea, a la vez que se ejercita la respiración consciente, es un ejemplo de los beneficios educativos de este plan de acción. Se estimula la intuición, mirar hacia dentro genera aprendizaje para mejorar.

La inspiración es otra manifestación que podemos señalar en las acciones de importancia para elevar las probabilidades de resultados en los participantes de la *BioGimnasia y Energía*. Calmar la mente y focalizar la atención en los latidos del corazón a la vez que se siente como el oxígeno entra con la inspiración y como los pulmones se estiran, la caja torácica se dilata y se siente el cuerpo relajado. Además, este estado de bienestar puede ser el ese estímulo de lucidez creativa o inspiración, que lo mueva a emprender, a ser capaz de ver otras soluciones y oportunidades. Una persona que se siente inspirada es capaz de hacer grandes cambios y obras exitosas recreadas por su propia inspiración.

Podemos resumir en varios puntos los efectos que vamos reconociendo en las personas cuando participan sistemáticamente en los entrenamientos con *BioGimnasia y Energía*.

- Actitud entusiasta para participar
- Amor propio e inspiración
- La gratitud y la aceptación
- El entendimiento, la validación

- El merecimiento

- La creatividad manifiesta dones que cada persona tiene

- Despierta la consciencia

- El bienestar espiritual

- Es salud mental y por lo tanto salud física como como un todo

Testimonios muy cercanos que quiero compartir en esta edición demuestran que, cuando decidimos darnos otra oportunidad para mejorar nuestra vida, Dios pone su atención y nos pone las personas y los recursos para lograrlo.

Pienso que el coaching apoya a las personas en ese camino dándoles puntos cardinales a los que puedan llevar sus habilidades y poder expresarlas con éxito.

En el año 2013 invité a mi papa de visita a los Estados Unidos, se sentía un poco débil y entusiasta. La influencia que recibía todo el tiempo era de motivación y buen ánimo. Únicamente palabras de refuerzo en el optimismo y el quehacer para estar bien. Esto lo ayudó a comenzar un camino orientado a pensar en nuevas oportunidades. Le propusimos mi hija, mi esposo y yo que pintara lo que a él le gustaba. Esta foto es una historia real, es mi padre que, enfocado en su bienestar, fue capaz de eliminar poco a poco creencias que lo habían limitado por más de 25 años pensando que ya no podía pintar, que ya no tenía el pulso como antes para los trazos. Y hoy, a sus 80 años y desde hace 4 años atrás, comenzó a practicar motivado por el empuje que le dimos, proporcionándole los materiales para eliminar posibles objeciones. Se fue aproximando a la idea con acciones y hoy tiene suficientes cuadros como para abrir una galería con 60 cuadros hermosos. Además, con ellos ha expresado su gratitud regalándole a cada hijo, nieto, su esposa, nueras, amigos allegados, un tema diferente de acuerdo con el gusto de cada uno. Esto es la elección de atreverse a sentirse mejor.

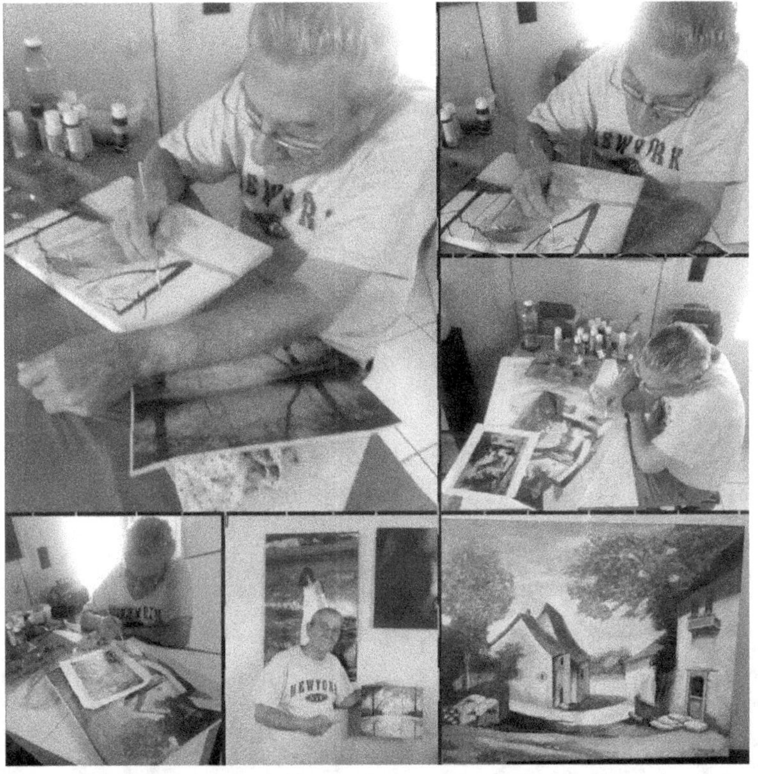

Coaching aplicado para mejorar la respiración consciente.

Ejercicios de relajación y técnicas de meditación guiada.

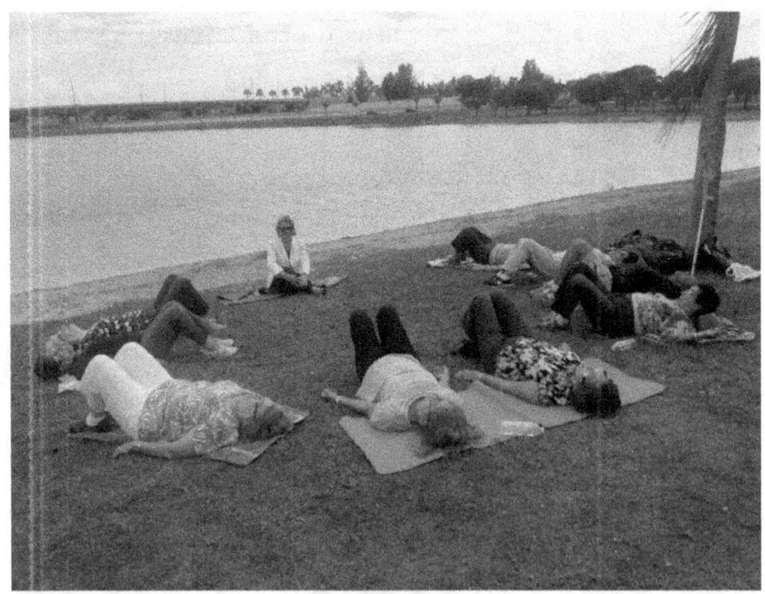

Acción educativa

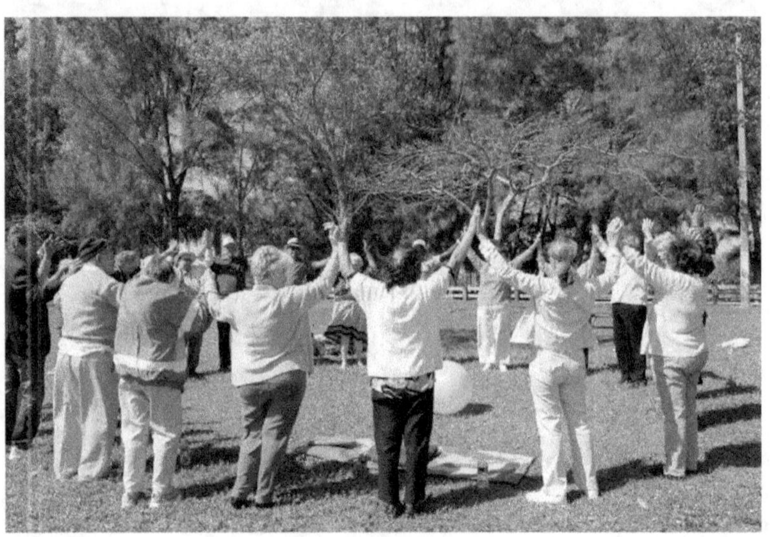

Acción educativa- terapéutica:

La parábola del águila

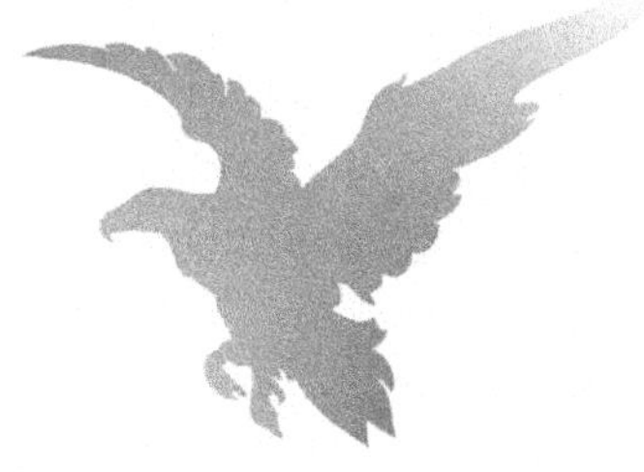

Cuando narramos acerca de las características de las águilas que son aves de interés en la naturaleza, misteriosas y majestuosas, se identifican como símbolo de poder, coraje y libertad, demuestran empoderamiento por sí mismas. El águila llega a vivir 70 años, sin embargo, en sus 40 años se encuentra en una encrucijada que determina su calidad existencial y su longevidad.

Sus uñas se vuelven apretadas y flexibles, ya no le permiten agarrar a sus presas para alimentarse, su pico largo y puntiagudo se curva punteando contra su pecho, sus alas envejecen con plumas gruesas y pesadas, volar ya no es una habilidad fácil.

El águila tiene dos caminos, morir o aceptar su doloroso proceso de renovación, son 150 días para enfrentarse con ella misma, reconocer su estado y mejorarlo. Es entonces cuando elije la difícil decisión de la transformación y para ello tiene que moverse hacia ella.

El águila vuela hacia lo alto de las montañas rocosas, allí comienza el proceso de cambio.

Lo primero es golpear con su pico la roca hasta conseguir arrancarlo y esperará su crecimiento. Con el nuevo pico desprenderá una a una sus uñas, talones. Cuando las nuevas uñas comienzan a crecer empieza a desplumarse de sus plumas viejas. Cinco meses de transformación dolorosa y paciente.

El águila es gratificada con 30 años más de calidad d vida.

El águila decide pasar el proceso para lograr la renovación.

Al finalizar se motiva la participación con una dinámica de grupo.

Preguntamos ¿qué piensan de esta renovación del águila?

¿Es posible establecer semejanzas con las actitudes que deben asumir las personas cuando llegan a la tercera edad?

Lo utilizamos como una herramienta de apoyo y motivación para despertar la reflexión consciente y la desprogramación de creencias limitantes.

La Parábola del águila nos apoya para realizar un proceso guiado de coaching aplicando además la programación neurolingüística para despertar la consciencia en el Ahora con el autoconocimiento y autoevaluación individual se amplía la realidad y en efecto se logra el aprendizaje que es la manifestación de las nuevas programaciones.

¿Como evaluamos los resultados en esta actividad? Guiando el dialogo en los siguientes 4 aspectos para cada persona:

1. El observador consciente. Se activa ampliando el área de visión con nuevos pensamientos.

2. El enfoque en metas realizables. Hacer estiramientos para sentir que cambian las expectativas.

3. Aparecen Opciones. Responsabilizarse con la transformación requiere un plan de acción y metas precisas.

4. Disfrutar la energía del cambio y el premio. Consciencia del logro, mantenerlo y mejorarlo. Depende de la voluntad.

Reflexiones:

¿Es posible para nosotros una renovación?

¿A qué edad crees que sea la propuesta de la naturaleza para nuestra renovación?

¿Crees que la renovación es el equivalente a lo que conocemos como crecimiento personal?

Resultados de la Encuesta realizada

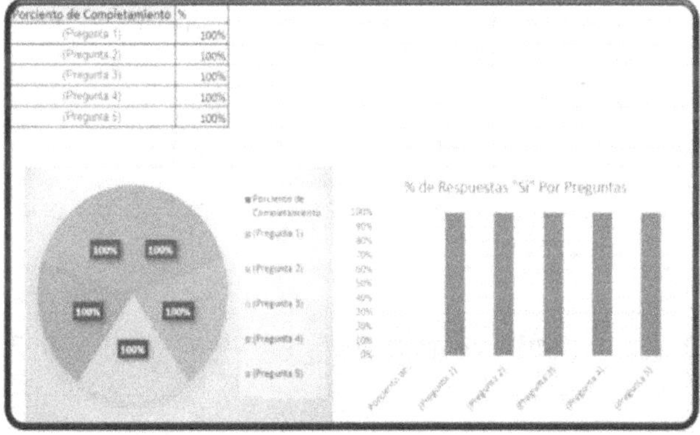

¿La BioGimnasia y Energía es efectiva?

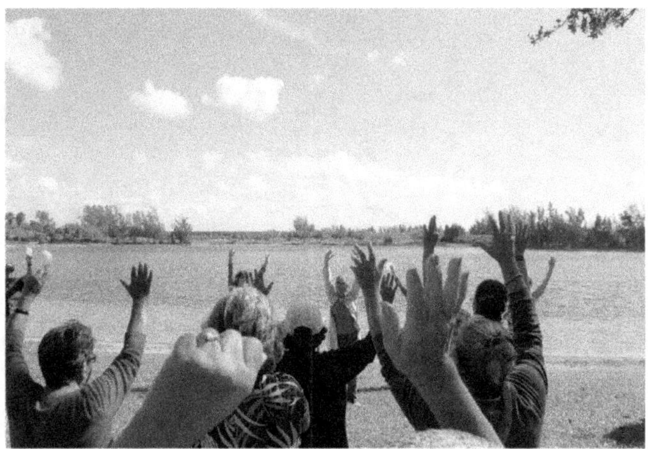

Sí lo es, la efectividad de este plan de acción se tuvo en cuenta en el momento que fue diseñada su metodología a partir del objetivo deseado.

Las expresiones de buen ánimo que se logra al finalizar cada encuentro y el agradecimiento que recibo de cada persona es la evidencia que me reta a ser mejor persona cada día.

Es efectivo el plan de acción de *BioGimnasia y Energía* porque crea las oportunidades para elevar las probabilidades en sus participantes de tener uno o más resultados basados en la diversidad de recurso que utilizamos y el aprovechamiento de su tiempo y que las acciones ocurren de manera interactiva.

En su tiempo de 45 a 60 minutos disfrutan de efectos educativos, terapéuticos y recreativos que amplían las opciones para lograr metas y sentir bienestar.

El objetivo es que las personas logren en sí mismas liberar el estrés, sentir bienestar y energía.

Socialización guiada

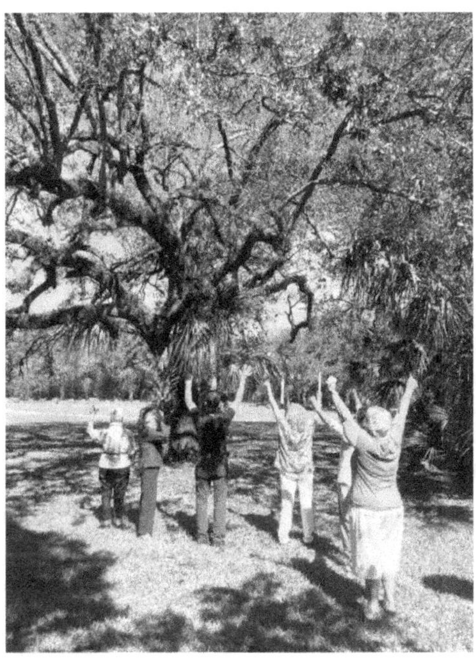

El abrazo energizante y divertido a los árboles intercambiándose de uno a otro hasta lograr 10 abrazos, es una manera de socializar sintiendo con amor y gratitud la presencia de la naturaleza, estimulando al niño interior que le gusta divertirse y a la vez recibir apoyo, así motivamos el beneficio del abrazo.

Esta actividad comienza con el abrazo entre los integrantes del grupo como un saludo que refuerza la información y los efectos saludables en cada encuentro. Varios estudios referentes al tema del abrazo indican su poder terapéutico por la reacción fisiológica que se crea en el momento del abrazo para quien lo da y quien lo recibe, actúa la oxitocina como la presencia de ese recuerdo inconsciente al apego de la madre que recibe al hijo para cuidarlo y alimentarlo. Se activa además en el cerebro la liberación de la serotonina y dopamina que crea una agradable sensación de bienestar y armonía. Otro resultado importante para apoyar esta actividad es que esta probado que el abrazo incrementa la analgesia en pacientes con dolor, la mejoría de los niveles de glucosa en niños con diabetes y mejora la calidad de vida, el sistema inmunológico y disminuye el dolor en pacientes con cáncer.

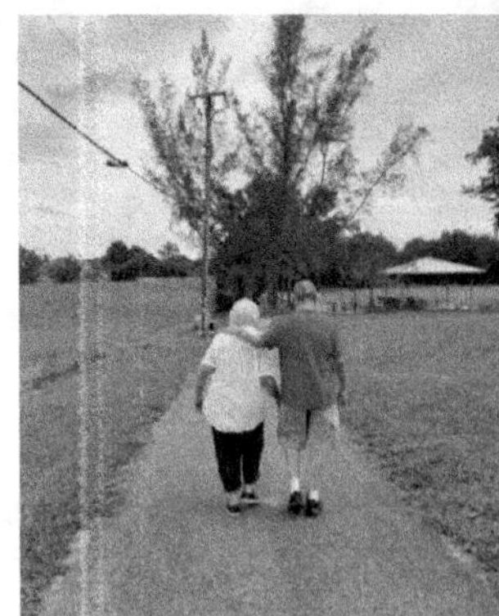
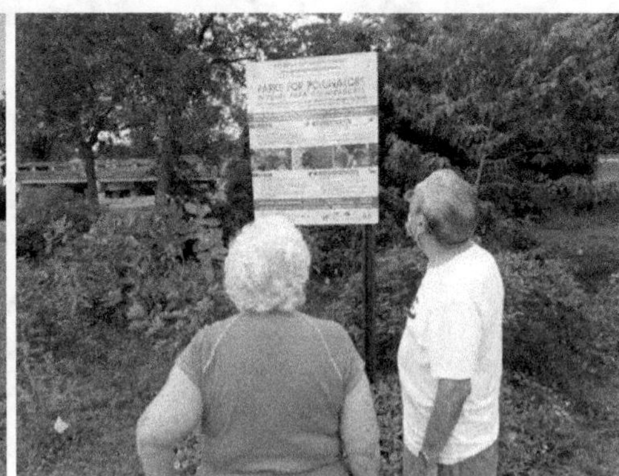

La excursión es otra manera de socializar creando un ambiente de equipo. En todo momento se interactúa dando misiones por subgrupos que, a su vez, tienen una coordinación para hacerse en orden de letras, números, colores, nombre de plantas o de animales, según antes de efectuarse se orienta. En esta foto, por ejemplo, es el momento de hacer una parada e hidratarnos y se hace todos a la vez para motivar que tomen agua y reforzar el ambiente de grupo que empatiza con esta sincronía.

Es interesante cuando las personas se responsabilizan para sentir bienestar. Hay una tarea que se orienta en los primeros encuentros y que por repetición luego es habitual que es preparar la mesa y luego tomar una foto del grupo al lado de ella. Esto pareciera sin importancia sin embargo genera empatía, comunicación positiva y fortalece las relaciones interpersonales del equipo. He aprendido que lo que tienen unas personas de sobra otros lo desean y que también es a la inversa. Estas ideas llevadas a la práctica de manera creativa me ha demostrado lo siguiente: las personas que a estas edades están rodeadas de familiares y pueden compartir celebraciones, cooperan con sus experiencias y lo disfrutan. Los que no tienen estos hábitos, se animan por la curiosidad y expectativas que crea la nueva experiencia y lo disfrutan. Los que dejaron de hacerlo por la pérdida o separación familiar, lo disfrutan porque les trae recuerdos y se sienten de nuevo acompañados. Por lo que de alguna manera todos se benefician y el ambiente se siente con calidez humana que tanta necesidad biológica, emocional y espiritual tenemos todos.

Socializar en tiempos de celebración. Responsabilizarse de su propio disfrute es el logro mejorado de estas actividades. Se crea una motivación especial en cada uno y entre todos basado en la orientación de lo que queremos celebrar y lo que vamos a hacer. Todos tienen que aportar ideas, se decide cómo vamos a vestir. Se crea el hábito de preparar el escenario para el ritual. Se entregan los recursos y desde el primer día se educa con la visión de que cada paso hay que disfrutarlo y es una manera de vivir el presente. Entre todos, por ejemplo, se ponen los manteles, los cubiertos y platos, se definen la posición de las decoraciones. La participación con sorpresas: regalos, cantos, poesía, anécdotas referentes a la época que celebramos. Estas estrategias movilizan las habilidades y la capacidad de independencia, se valida las acciones individuales y se enfatiza cada vez la importancia de esta cooperación entre todos para lograr mejores resultados. Pasar en la vida provocando estos momentos de gozo hace ganar energía, empodera con pensamientos de prosperidad y se va reforzando la autoestima. Así me lo ha demostrado la experiencia acumulada con el grupo pionero de *BioGimnasia y Energía* durante 8 años.

La socialización guiada es una de las acciones educativas con más resultados positivos y logros en las relaciones interpersonales e intrapersonales que hemos vivenciado.

Se repite en diferentes escenarios y con variadas temáticas

conservando la atención de mantener el hábito de la comunicación positiva, altruista. Cuando comienza un nuevo integrante en el grupo se le da la bienvenida, cada integrante se presenta con su nombre y describe que le puede ofrecer este programa para el bienestar y además que puede recibir de su grupo. La cooperación entre todos y la visión de logros de equipo responsabiliza individuamente para mejorar los resultados en la salud, se crea un ambiente positivo y es una tarea permanente atreverse a ser y sentirse mejor cada día. Me siento comprometida a continuar apoyando la calidad existencial de la tercera edad con la guía del programa *BioGimnasia y Energía*, que continúa siendo flexible y adaptable a cada persona o grupo teniendo en cuenta las necesidades y objetivos para el Bienestar, la Salud y la prevención.

Mi mamá Blanca y mi papá Enrique son adultos mayores que están en su década de los 80. Son mis maestros y el espejo de demostración para tomar experiencia y validar mis conceptos para servir a otras personas desde la excelencia. Hace algunos años que cada uno en su momento reconoció que el idioma que les hablaba tenía el propósito de despertarlos para que se dieran atención a pensar y a ver como sentir bienestar en cada punto de vida que tenían malestar. Tratar de enfocarse y buscar alguna posible opción y hacer todo lo posible para transformar sus hábitos de pensamientos cada día con sus actitudes para lograr cambios significativos para ellos y para todos los que los amamos. Dicen que ser un profesional con la familia es difícil, sin embargo, creo que lo más difícil es saber de algo que puede beneficiar a tu familia y no darle el servicio. Yo me he empeñado en que mis padres mejoren a su paso y entendimiento de lo que desean siguiendo una dinámica de motivación y aprendizaje que tiene una valiosa recompensa para ellos y para toda su familia. Mi mamá por más de 5 años tomaba medicamentos para la diabetes y padecía de síntomas frecuentes. Su médico primario luego de meses de seguimiento y chequeos llego a la determinación de eliminar los medicamentos pues ya no tenían efecto. Mi papá llevaba 30 años con síntomas muy molestos, así como tratamientos permanente y gastritis. Ambos padecimientos encontraron en él un camino de sanación. Ahora la mente de mis padres trabaja al servicio de su salud e inteligencia emocional y el aprendizaje consciente para disfrutar el envejecimiento haciendo que cada día cuente positivamente en sus vidas.

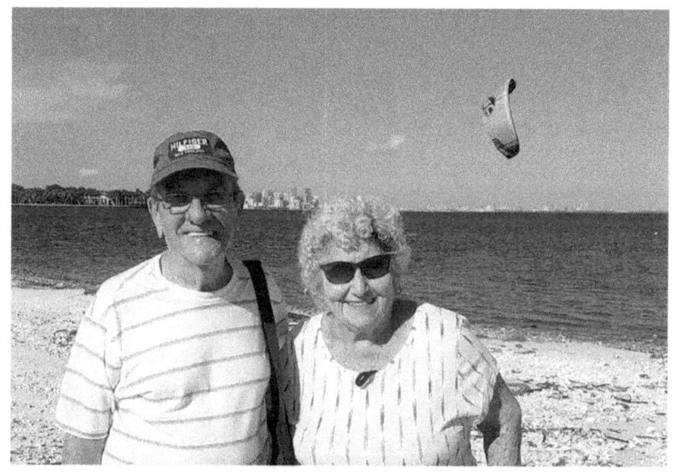

"Solo existen dos días en el año que no se puede hacer nada.
Uno se llama ayer y otro mañana. Por lo tanto, hoy es el día ideal para amar,
crecer, hacer y principalmente vivir".

-Dalai Lama.

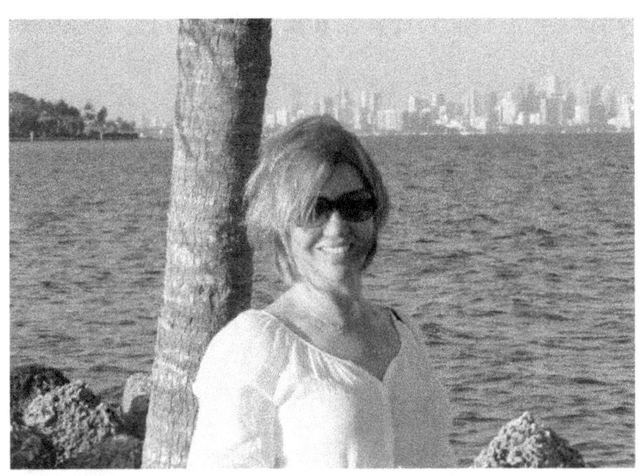

Blanca Rosa Remior nació en Cuba, reside en Miami, FL, desde hace más de 14 años cuando llegó a este país junto a su hija y esposo con el deseo de encontrar oportunidades para mejorar su bienestar y el de su familia.

Es profesora, terapista y Coach profesional. Fundadora de Remior Wellness Institute. Ha tenido la oportunidad desde el 2007 de apoyar a más de 4000 personas a través de sus servicios como hipnoterapista clínica en sesiones individuales y grupales para resolver variados síntomas relacionados con el estrés, con dolores físicos y emocionales, dejar hábitos no deseados además para el crecimiento personal apoyado con las sesiones de Coaching.

Es la creadora y Coach del programa *BioGimansia y Energía* para el bienestar del adulto mayor activo y saludable, desde el año 2012 en la ciudad de Miami Dade.

Cuenta con un master en Hipnoterapia Clínica. Es consultora de manejo del estrés y consultora del manejo del dolor, certificada por la International Association of Counselors & Therapists (I.A.C.T) Licenciada en masaje terapéutico por el Florida Board of

Massage Therapy. En su dedicación por seguir creciendo y ayudando se certificó como Coach profesional en la Academia de Coaching y Capacitación Americana (ACCA) en Miami, FL.

Es licenciada en Educación por el Instituto Superior Pedagógico. "Félix Varela". Especializada en Biología y Entomología Médica en el año 1985.

Otros servicios, guía cursos de auto-hipnosis para la educación continua. Realiza talleres y seminarios para el manejo del estrés, taller "Atrévete a ser y sentirte mejor" para profesionales de la salud, taller "El ritual del té o café entre mujeres", talleres de "Autoestima", "Consciencia en el ahora", "Apoyo en la educación de los hijos" e "Ideas para el orden, la alegría, la unión y reunión familiar".

Contactos para servicios con la autora:

Instagram: blanca_rosa_remior | Facebook: Blanca Rosa Remior
LinkedIn: Blanca Rosa Remior | Web: remiorwellnessinstitute.com
Correo: remiorwi@gmail.com

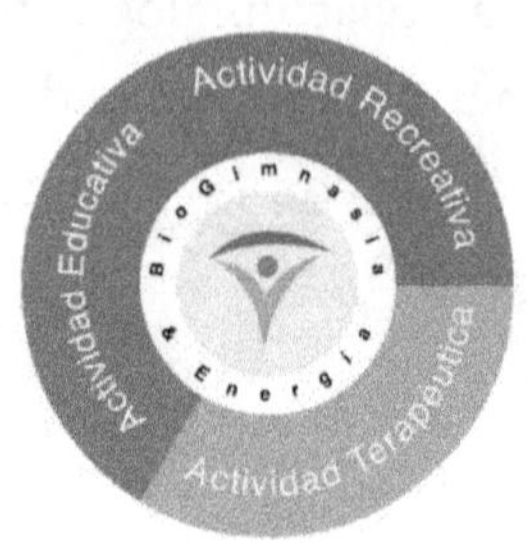

BioGimnasia y Energía